混合研究法入門
質と量による統合のアート

抱井尚子　青山学院大学国際政治経済学部・教授

医学書院

混合研究法入門―質と量による統合のアート

発　行	2015年12月 1 日　第 1 版第 1 刷Ⓒ
	2024年 1 月 1 日　第 1 版第 3 刷

著　者　抱井尚子
　　　　かかい ひさこ

発行者　株式会社　医学書院
　　　　代表取締役　金原　俊
　　　　〒113-8719　東京都文京区本郷 1-28-23
　　　　電話　03-3817-5600（社内案内）

印刷・製本　双文社印刷

本書の複製権・翻訳権・上映権・譲渡権・貸与権・公衆送信権（送信可能化権を含む）は株式会社医学書院が保有します．

ISBN978-4-260-02470-9

本書を無断で複製する行為（複写，スキャン，デジタルデータ化など）は，「私的使用のための複製」など著作権法上の限られた例外を除き禁じられています．大学，病院，診療所，企業などにおいて，業務上使用する目的（診療，研究活動を含む）で上記の行為を行うことは，その使用範囲が内部的であっても，私的使用には該当せず，違法です．また私的使用に該当する場合であっても，代行業者等の第三者に依頼して上記の行為を行うことは違法となります．

JCOPY 〈出版者著作権管理機構　委託出版物〉
本書の無断複製は著作権法上での例外を除き禁じられています．複製される場合は，そのつど事前に，出版者著作権管理機構（電話 03-5244-5088，FAX 03-5244-5089，info@jcopy.or.jp）の許諾を得てください．

序

　本書は，2014年に刊行された『看護研究』誌第47巻3号の特集「Mixed Methods Research─その意義と可能性」に拙稿が掲載されたことがきっかけとなって誕生した。この特集原稿の発表が，さらに2015年1月よりスタートした同誌連載「混合研究法入門」につながった。筆者によるこれらの混合研究法関連原稿をまとめたものが本書である。これらの原稿は『看護研究』の読者に向けて執筆された混合研究法の解説であるが，その内容は看護研究に限定されるものではなく，健康科学・社会科学全般の研究者に参考にしていただけるものとなっている。

　現在，日本において混合研究法に最も高い関心を寄せているのは，目前の課題を確実に解決することを求められる実践分野の研究者であるといえる。中でも健康科学の研究者の間ではこの傾向が特に強く，このことは，2015年9月19日・20日の二日間にわたって立命館大学大阪いばらきキャンパスで開催された日本初の混合研究法学会学術集会(国際混合研究法学会アジア地域会議／日本混合研究法学会第1回学術集会)の参加者の実に60%強が看護(37%)や保健医療(26%)の分野に属していたことからも明らかである。健康科学の他にも，教育，社会福祉，経済，経営，コミュニケーションといった，課題解決型の社会科学の諸領域においても，混合研究法に関心を示す研究者が急速に増えている。これらの実践分野においては，何層ものレベルの事象が複雑に絡み合う中でさまざまな課題が次々に生み出されていく。このような複雑な現象を理解し，問題の解決策を明らかにするためには，単一メソッドによるアプローチではもはや限界があると言わざるを得ない。混合研究法は，このような背景から生まれた，質的研究と量的研究のハイブリッドアプローチである。

本書は，混合研究法入門書として，主に当該研究法の初学者に向けて執筆したものである。研究者によって多様な学術用語やアプローチが存在する混合研究法であるが，初学者にとって最もわかりやすいのがジョン・クレスウェル (John W. Creswell) によるアプローチであると筆者は考える。これは，クレスウェルが混合研究法のデザインを類型化して議論しているからである。そこで本書では，数ある混合研究法関連の書籍の中からクレスウェルによる *A Concise Introduction to Mixed Methods Research* (Creswell, 2015, SAGE) において紹介されている混合研究法に関する最新の学術用語および見解を下敷きに，筆者独自の工夫によって混合研究法をわかりやすく解説することを試みた。

　本書は，以下の構成からなる。まず第1章で，混合研究法の過去，現在，未来について概観し，読者に当該フィールドに関する輪郭をつかんでいただく。第2章では，混合研究法コミュニティの多様性と寛容性を認識していただく目的で，混合研究法コミュニティを牽引する主要な研究者の背景および彼(女)のもつ混合研究法に対するスタンスの違いについて紹介する。続く第3章では，混合研究法発展の歴史を振り返る。具体的には，20世紀中盤から現在に至るまでの流れを概観し，その中で，質的研究主導型混合研究法という最近の動向についても触れる。第4章・第5章では，混合研究法の手続きに関する基礎知識を，重要なキーワードを挙げて解説する。具体的には，第4章において，混合研究法の定義と特徴，研究目的，研究設問，サンプリングについて，第5章において，混合研究法のデザインの類型とデータの統合について取り上げる。第6章・第7章は混合研究法の具体的な研究事例を紹介することで，読者が混合研究法を用いた研究のイメージをより明確につかめるよう試みる。ここでは，前述したクレスウェルによる著書 (Creswell, 2015) に倣いデザインを基本型と応用型に分類し，混合研究法の基本型であ

る収斂デザインと順次デザイン，応用型である社会的公正デザイン，介入デザイン，多段階評価デザインを取り上げ，その特徴と具体的な研究事例を紹介する。そして最終章である第8章では，混合研究法を用いた研究の質の評価と論文の執筆に関する議論を紹介し，その上で今後の課題として，混合研究法の教育および研究実践におけるチーム・アプローチの可能性と問題点といったテーマについて検討する。さらに，データ分析ソフトウェアを用いて実施する質的研究主導型混合研究法の可能性についても触れる。なお，本書の中で混合研究法に言及する際には，「混合研究法」という邦訳語と，原語であるMixed Methods Researchの頭字語であり，世界的にも認知されている「MMR」という略称を交換可能な用語として用いることとする。また，混合研究法を用いた具体的な調査研究に言及する際には，「混合型研究」という名称を使用する。

　混合研究法について，すでにある程度の知識を有する読者に対しては，さらに詳細な情報を註釈という形で提供しているので，そちらも参考にしていただきたい。また，本書を通して混合研究法のデザインについて基本的な理解を得た後は，自身の研究目的に合致した独自のデザインを自由に考案することをお勧めする。混合研究法のデザインは画一的なものである必要はなく，流動的にさまざまな形を取り得ることを覚えておいていただきたい。

　本書で紹介する議論や研究例は，そのほとんどが英語圏から発信されたものであるが，今後は読者の皆さんの手で混合研究法を日本に馴染ませていっていただきたい。本書の出版を，日本独自の混合研究法を展開する上での第一歩としていただければ幸甚である。

　ここに，本書の出版を支えてくださったすべての方々に心より御礼を申し上げたい。

　まず，ハワイ大学附属がん研究センターのガーチャード・マスカリネッ

ク（Gertraud Maskarinec）先生は，筆者が混合研究法に出会う最初のきっかけを与えてくださった。立命館大学のサトウタツヤ先生と慶応義塾大学大学院の戈木クレイグヒル滋子先生は，2013年の日本質的心理学会第10回全国大会において，筆者と『看護研究』誌との接点をつくってくださった。公益社団法人日本看護科学学会の皆さまは，筆者による2015年3月の混合研究法ワークショップを企画し，筆者と混合研究法に高い関心をもっておられる多くの看護学研究者の方々をつないでくださった。皆さま方のお導きに改めて感謝の意を表したい。

　また，先述の国際混合研究法学会アジア地域会議／日本混合研究法学会第1回学術集会の歴史的成功は，本書の早期出版を後押しすることとなった。この成功を導いた混合研究法のパイオニアの先生方，ともに多くの汗を流してくれた大会実行委員会メンバー，そして国内外からお集まりいただいたすべての参加者の皆さまに，心より感謝申し上げたい。

　さらに，共通の目標に向かって協働する同士として，筆者を常に支え導いてくださっている青山学院大学国際政治経済学部の諸先生方にも，この場をお借りして改めて御礼を申し上げたい。そして，筆者を理解し，いかなるときにも温かく見守り応援してくれる家族や友人，その他お世話になったすべての方々にも深く感謝する次第である。

　最後に，『看護研究』誌の小長谷玲氏には，特集号の論文，連載，そして本書の企画と，多くの素晴らしい機会を与えていただいた。また，常に丁寧なお仕事を通して，氏は筆者の執筆を支えてくださった。本書の出版は，小長谷氏の熱意と努力なしには実現しなかったであろう。氏には心より御礼を申し上げたい。

2015年師走吉日

抱井尚子

目次

序 iii

第1章 混合研究法の新たなる幕開け 1
MMRの国際・国内学会始動！ 1
MMRと私 2
MMRのこれまで——パラダイム論争を乗り越えて 5
MMRの現在——質的研究主導型MMRの誕生 8
MMRのこれから 11
まとめ 20

第2章 混合研究法コミュニティの多様性 23
MMRコミュニティの多様性を認識する重要性 23
MMRコミュニティのメジャー・プレイヤー 24
まとめ 35

第3章 混合研究法の歴史的発展と現状 37
MMRの歴史を振り返ることの重要性 37
哲学的前提，方法論，そして方法 38
量的研究と質的研究 40
研究法の歴史的発展経緯 43
まとめ 50

第4章 混合研究法の手続き（その1） 53
MMR独特の研究手続きを理解する重要性 53
MMRの定義と特徴 54
研究目的と研究設問 55
サンプリング 60
まとめ 62

第5章 混合研究法の手続き(その2) 64
研究デザインの類型を理解することの重要性 64
研究デザインとその類型 65
質的・量的アプローチの統合 71
まとめ 74

第6章 混合研究法デザインとその研究例(1)基本型編 76
複雑化するMMRデザイン 76
三つの基本型MMRデザイン 79
収斂デザインの研究例 81
説明的順次デザインの研究例 89
まとめ 94

第7章 混合研究法デザインとその研究例(2)応用型編 96
三つの応用型MMRデザイン 96
社会的公正デザイン(変革的デザイン)の研究例 97
介入デザイン(埋め込み)の研究例 104
多段階評価デザイン(多層的デザイン)の研究例 109
まとめ 114

第8章 混合研究法における今後の課題 116
MMRの質の評価 116
研究報告書の執筆 122
MMRの教育 123
研究実践におけるチーム・アプローチの可能性 126
まとめ 129

おわりに 131
索引 134

第 1 章
混合研究法の新たなる幕開け

本章の概要

　本書の第 1 章として，ここでは，**混合研究法**（Mixed Methods Research；MMR）[1]の全体像を提供することを目的に，その誕生の経緯と，当該研究アプローチをめぐるさまざまな議論，課題，そして今後の動向について概説する。MMRでは，誰がどのような世界観をもって研究実践に従事するかが重要になってくる。そこで，本書を執筆する筆者が，これまでどのようなスタンスでMMRと関わってきたのかも，本章の冒頭に織り交ぜることとする。

MMRの国際・国内学会始動！

　MMRにとって，国際的には2014年が，日本国内においては2015年が，歴史に残る特別な年となった。これらの年は，さしずめ，国内外においてMMRにとっての「新たな章の幕開け」の年として位置づけられるといえるだろう。その理由として，まずは2014年に米国のボストン・カレッジ（Boston College）において，MMRの国際学会である**国際混合研究法学会**（Mixed Methods International Research Association；**MMIRA**）の記念すべき第1回年次大会[2]が開催されたことが挙げられる。

---

1 これまで mixed methods research という原語の邦訳として，「ミックスト・メソッズ・リサーチ」「ミックス法」「混合研究法」といったさまざまな訳語が併存していた。しかし，2015年4月17日の日本混合研究法学会設立を機に，mixed methods research の正式訳語を「混合研究法」とすることが決定した。本書ではこの訳語と，原語の mixed methods research の略称である「MMR」を併用する。

ただし,これまでMMRの学会が世界で存在していなかったわけではない。例えば英国では,米国の動きより早く,研究法に関する学術雑誌や学会がMMRの発展を支援してきたようなところがあり,国際的なMMRの研究集会もこれまでは,ケンブリッジ大学(Cambridge University)やリーズ大学(University of Leeds)の保健医療学部を母体として開催されてきた。しかし,2014年は,MMR初の専門学術雑誌 *Journal of Mixed Methods Research*(SAGE)の創刊に深く関わった米国のMMR研究者グループを中心に発足したMMIRAが,初の年次大会をボストンで開催した年にあたる。さらに2015年には,日本国内においてMMIRAのアジア地域会議が開催されたことをきっかけに,**日本混合研究法学会(Japan Society for Mixed Methods Research；JSMMR)**[3]が新たに発足するに至っている。

MMRと私

　本題に入る前に,しばし,筆者とMMRの関わりについて紹介したい。

1 ｜ MMRとの出会い

　筆者がMMRに出会ったのは,1990年代半ばのことであった。正確にはMMR的思考に惹かれ始めたのがそのころであった。当時の筆者は,ハワイ大学(University of Hawai'i)の博士課程に入学したばかりだったが,その筆者が最初の学期に履修しなければならなかったKnowledge Development(ナレッジ・ディベロップメント)というクラスが,すべての始まりだった。

　このクラスでは,研究を実践していく上での基盤として,知識構築に

---
[2] 第1回MMIRA年次大会は,2014年6月27〜29日に米国ボストン・カレッジで開催された。詳細は学会URLを参照されたい。http://mmira.wildapricot.org/
[3] 本学会のホームページには,次のURLからアクセス可能。http://www.jsmmr.org/

おける哲学的問いである，**存在論**(ontology)，**認識論**(epistemology)，**方法論**(methodology)について学んでいく（詳細は第3章を参照）。そして，ここで嫌というほど読まされたのが，いわゆる質的研究者と量的研究者の間で1980年代を中心に展開された「**パラダイム論争**」関連の論文だった。この場合の**パラダイム**(paradigm)とは，研究を実践するにあたり研究者を導く世界観または信念体系(Guba & Lincoln, 1994)のことだが，どちらのパラダイムが人間科学の研究アプローチとしてより優れているのかのバトルを，質的・量的研究者が敵と味方に分かれて熱く展開していたのである。和を尊ぶことをよしとする日本から来た筆者には，激しい対立的議論を通して，より高次の知に辿り着こうとする西洋の弁証法的知の伝統とやらいうものが，他者を批判して自身の優越性を誇示する作業にしかみえず，こうした論文を来る日も来る日も読むことに不毛感を覚えたものだった。質的・量的研究のそれぞれに長所と短所があるのだから，なぜ互いに補い合って共存しようという方向に議論が発展しないのかと，辟易したものだった。筆者がMMR的な考え方に惹かれ始めたのはこのころである。

2 MMRとの初めての関わり

Knowledge Developmentのクラスの単位を取得してからまもなく，筆者はハワイ大学附属がん研究センター(Cancer Research Center of Hawai'i)の研究助手として，実際にMMRのアプローチを用いた研究に携わる機会を得ることとなる。これは1990年代末のことであり，ちょうど米国国立衛生研究所(National Institutes of Health；NIH)がMMRを用いた研究に積極的に助成金を交付し始めたころと重なる。筆者が従事した研究は，NIHの下部組織である，米国国立がん研究所(National Cancer Institute；NCI)より助成金を受けていた。このプロジェクトは，米国のがん患者の間で急増していた補完代替医療(complementary and alternative medicine；

CAM)の使用実態について，アンケート調査とインタビュー調査を用いて迫るものであった。

これまで，がん患者のCAM使用をめぐる質問紙調査では，CAM使用の頻度とパタンはある程度明らかにされてきたが，その背後にあるがん患者のCAM使用動機や期待，CAMの評価をめぐる医療関係者との認識論的ギャップなどはみえてはいなかった。MMRを利用することで本プロジェクトは，そういった研究参加者の心的世界までをも明らかにし，ハワイ州におけるがん患者のCAM使用をめぐる現状を包括的に解明した最初の研究の一つとして位置づけられた。がん研究センターでの研究経験を通して筆者は，現象をより包括的な視点から捉えることを可能にするMMRがもつシナジーの力を実感することになる。そして，後に自身の博士論文(教育心理学)を計画する段階で，この経験が大きく影響することとなった。最終的には，多文化教育の視点から批判的思考態度(critical thinking disposition)概念のもつ文化的バイアスの存在を，MMR研究によって明らかにすることが筆者自身の博士論文の目的[4]となった。

以上のように，1990年代半ばからMMRに関わり始めた筆者であったが，それまでMMRに関するフォーマルなセミナーや講義を受けたことは一度もなく，もっぱら独学と実践を通して何とか身につけていったというところがあった。しかし，その後さまざまな専門家にお会いする機会を得て，2005年には，教育心理学者のジョン・クレスウェル(John W. Creswell)と社会学者のデビッド・モーガン(David L. Morgan)，2006年には教育評価を専門とするジェニファー・グリーン(Jennifer C. Greene)から直接，

---

[4] 博士論文(Kakai, 2001)では，米国の大学で広く使用されていた批判的思考態度尺度CCTDI(California Critical Thinking Dispositions Inventory)を用いて仮説検証を行ない，その結果をもとに合目的的サンプリングを用いて選んだ調査参加者に対してインタビューを行なうという，MMRの説明的順次デザインを採用している。

MMRについての講義を受ける機会に恵まれた。そして、こうした出会いをきっかけに、2007年創刊の *Journal of Mixed Methods Research* の編集委員会のメンバーとなり、本格的にMMRコミュニティとのお付き合いが始まった。

ところで、早くからMMRを推奨してきた教育評価の専門家であるグリーン (Greene, 2007) は、研究者が自分自身とMMRとの関わり（つまり、自身のミックスト・メソッズ・ストーリー）を振り返ることは、社会調査を実施する上での自身のもつ価値観や信条の集合であるメンタル・モデルへの気づきと理解を促すため、内省的な社会調査を実施することを可能にすると述べている。MMRを実施するにあたり、読者の皆さんも、自身のミックスト・メソッズ・ストーリーを語ってみることをお勧めする。

さて、いよいよ次節からは、MMRをめぐる議論、課題、そして今後の動向において重要と思われる事柄を中心に、過去、現在、未来という時間の流れに沿って概説していきたいと思う。

MMRのこれまで──パラダイム論争を乗り越えて

MMRの歴史はそれほど古いものではない。看護学、教育学、教育評価学といった応用研究の分野からMMRのムーブメントが始まったとされるが、MMRが研究法の表舞台に登場し、質的研究と量的研究のハイブリッドなアプローチとして本格的に議論され始めたのは1980年代末または1990年代以降というのが一般的な見解である[5]。つまり、その歴史は四半世紀ほど前に遡るにすぎない。一方、MMRの起源について語る際、しばしば1950年代にドナルド・キャンベル (Donald T. Campbell)

---

[5] もちろん、1990年代以前において、質的研究と量的研究を統合する試みがまったくなされていなかったわけではない。古くは1960年代にすでにMMRが行なわれており、量的研究の領域で名を馳せたクロンバックやキャンベルも、研究における質的アプローチの重要性を認識し、質的・量的アプローチを統合することを主張している (Creswell, 2011参照)。

とドナルド・フィスク (Donald W. Fiske) (Campbell & Fiske, 1959) が用いた心理測定尺度の妥当性を検証するためのいわゆる「**多特性・多方法マトリックス (multitrait-multimethod matrix)**」が引き合いに出される。ただしこの例は、さまざまな方法を用いて収集した複数の数量的データを用いた**マルチメソッド (multimethod)** のアプローチであるため、質的研究と量的研究のハイブリッドであるMMRの例とはいえない。とはいえ、キャンベルとフィスクの多特性・多方法マトリックスから生み出されたマルチメソッドという発想は、数十年後に訪れるMMRの登場に必要となる土壌を準備したといえる。

また、マルチメソッドを志向したのは何も量的研究者だけではなかった。長年にわたり人間科学研究における解釈的アプローチの優位性を主張してきた社会学者ノーマン・デンジン (Norman Denzin) も、1970年に出版された著書 *The Research Act* (Denzin, 1970) の中で、同一の現象を異なった方法や視点により調査する**トライアンギュレーション (triangulation)** という観点から、複数の質的アプローチを組み合わせるマルチメソッドの有効性を主張していた。

しかしながら、量的アプローチと質的アプローチを組み合わせるという試みについては、長い間実現の途は拓けなかった。まず、1980年代に入ると、量的研究者と質的研究者の間でいわゆるパラダイム論争が激しく展開されることとなった (Tashakkori & Teddlie, 1998)。この論争は、しばしば「**量的-質的」論争**[6]とも呼ばれたが、量か質かといった研究方法（メソッド）をめぐるバトルというよりは、量的研究を支える哲学的基盤である**ポスト実証主義 (post-positivism)**[7]と、質的研究が依拠する**構成 (構築) 主義 (constructivism, constructionism)** といったその他の哲学的前提の間において、人間研究の方法論（メソドロジー）としての優位性をめぐるバト

---

[6] データが数量的であるか記述的であるかの違いをパラダイムの違いに直結して議論することは、本来妥当とはいえない。

ルであった。このとき，質的陣営において中心的な役割を果たしたのが，現在は *The SAGE Handbook of Qualitative Research* の編著者の一人として知られる教育評価学者イボナ・リンカン (Yvonna Lincoln) と，彼女の恩師でもあり夫でもあった故エゴン・グーバ (Egon Guba) である。グーバとリンカンは，ポスト実証主義のパラダイムに立脚した科学的教育評価のあり方を批判し，構成主義的評価の実施の必要性を訴えたのである (Guba & Lincoln, 1989)。教育評価におけるこの論争は，分野を越えて1990年代に入っても続き，社会科学に関わる人間を例外なく巻き込んだといえる。先述した Knowledge Development 履修中の筆者の経験は，まさにこの「量的−質的」論争の一端を垣間見たものであり，この歴史的バトルに筆者自身も学生の立場から巻き込まれていたといえよう。

パラダイム論争の収束をめざし，やがて，単一研究における量と質の二つの研究手法の統合をめざす MMR の議論が現われる。当初この MMR の企ては，「**両立不可能性論 (incompatibility thesis)**」によって阻まれていた。これは，それぞれの研究方法を特定の哲学的信念体系に結びつけることで，異なるパラダイムを統合することが不可能であるように，異なる研究方法を統合することも不可能であるとみなすものである[8]。

しかし，やがて二つのパラダイムが矛盾なく両立すると主張する**平和主義者 (pacifists)** と呼ばれる人々によって，この問題に折り合いをつけようとする動きが1990年代前後に高まっていく。そして，この平和主義者たちが，後に**プラグマティスト (pragmatist)** と呼ばれ，MMR を牽引することとなる (Tashakkori & Teddlie, 1998)。また，このころ出版され，MMR の歴史の幕開けを知らしめる画期的な業績と位置づけられたのが，MMR を

---

[7] MMR の文献において，一般的にこの用語は，「量的研究を主軸とするポスト実証主義」という意味で使用されている (Tashakkori & Teddlie, 1998)。つまり，解釈主義や構成主義を含め，実証主義批判から生まれたあらゆる思想的立場を包括的に指す哲学の分野で用いられている「ポスト実証主義」という用語より，狭義に定義された概念であるといえる。
[8] この問題に関する近年の MMR コミュニティの動向としては，複数のパラダイムそのものを統合することが可能であるという主張が，バーク・ジョンソン (Johnson, 2012) をはじめ一部の研究者よりなされ始めている。

用いた混合型研究の分類を初めて体系化した前述の教育評価学者グリーンとその共同研究者による論文 (Greene, Caracelli, & Graham, 1989) である。

　さらに同じころ，質的・量的研究アプローチを互いに相容れないものとし，二つを対立構造の中に押し込んできた質的研究陣営の総大将ともいえるエゴン・グーバが，パラダイム間の対話の必要性を主張した *The Paradigm Dialog* (Guba, 1990) を世に送り出した。そして，これが構成主義者からの事実上のパラダイム論争終結宣言であった (Denzin, 2008) という見解もある。このような流れの中で，20世紀終盤に激しく展開された社会科学におけるパラダイム論争は次第に収束に向かい，同時にMMRというハイブリッドな研究アプローチへの関心が高まっていくことになる。

MMRの現在──質的研究主導型MMRの誕生

　21世紀に入り，MMRは人間科学の研究アプローチとして広く認識され始め，医療・看護・教育といった応用研究の分野では市民権を得たといえる。そして，このMMRの躍進に大きく貢献したのが，アッバス・タシャコリ (Abbas Tashakkori) とチャールズ・テドリー (Charles Teddlie) (Tashakkori & Teddlie, 2003) によるMMR最初のハンドブック *The SAGE Handbook of Mixed Methods in Social & Behavioral Research* (SAGE) であり，2007年にMMRの専門学術雑誌としてSAGEから創刊された *Journal of Mixed Methods Research* であった。これらの著作・学術雑誌を通して，MMRに関する哲学的議論，研究デザインおよび手続き的議論，そして，具体的研究実践に関わる議論が急速に発展していった。2013年には，*Journal of Mixed Methods Research* も発行からわずか6年で影響度指標 (impact factor) がSAGE発行の社会科学・学際系学術雑誌92誌の中で上位4

位にランクされるまでとなった。そして2010年には、ハンドブックの第2版(Tashakkori & Teddlie, 2010)が出版され、これらのことが、MMRに対する関心と期待が急速に高まっている近年の研究アプローチをめぐる動向を顕著に表わしている。

1 MMRへの批判と応答

一方、MMRの躍進の影で、当該研究アプローチに対する新たな批判も生まれ、近年は省察期に入ったといえる(Creswell & Plano Clark, 2011)。これらの批判は主に質的研究者から向けられており、MMRはポスト実証主義に依拠した実験主義的研究の延長線上に自らを位置づけることによって、質的研究を、本来それが依拠すべき批判的・解釈的枠組みから遠ざけ、従属的な地位に貶めているといった批判である(e.g., Howe, 2004)。質的研究者であるケネス・ハウ(Kenneth Howe)は、従来の**実験主義的MMR**(mixed methods experimentalism)とは一線を画す**解釈主義的MMR**(mixed methods interpretivism)を新たに提唱している(Howe, 2004)。

前者は、研究における質的アプローチの貢献を重視するが、質的アプローチはあくまで補助的なものとして位置づけられている。一方、Howeが提唱する解釈主義的MMRは、質的研究の役割を前面に押し出すものである。また、ここでは実験主義的MMRにおいて前提となっていた研究における価値中立性は否定され、価値に関する問いは、ステークホルダー(直接的・間接的に影響を受ける人々)によって評価されるべきであるというスタンスをとる。解釈主義的MMRは「包摂」(inclusion)と「対話」(dialog)という二つの原則を掲げ、ステークホルダーの研究への参加を活発に促す。ここでの包摂とは、サンプルの代表性の確保を意味すると同時に、関係者の声を取りこぼさない民主性の担保を意味する。さらに対話とは、人々のイーミックな経験を文脈ごと捉えるための手段を意味する。対話を重ねることにより人々のもつ信念や価値観は明確

になり、これによって、課題に対する民主的な検討が可能になるというわけである。解釈主義的MMRのこのような研究におけるスタンスは、社会変革の実践を重視する批判的エスノグラフィーに重なる部分であり、従来の実験主義的MMRにはない特徴といえよう。

2 MMRの新たな潮流

解釈主義的MMRに代表されるような、従来の実験主義的MMRへの批判から生まれた新たな流れが、「**質的研究主導型MMR (qualitatively-driven mixed methods research)**」[9]である。これは、解釈主義的アプローチ、フェミニスト・アプローチ、ポストモダン・アプローチといった質的アプローチの視座から研究実践を行なうMMRの総称である。質的研究主導型MMRは、「リアリティ」は社会的に構築されるものという哲学的前提をもちながらも、客観性を真っ向から否定するようなことはしない (Hesse-Biber, 2010)。近年この質的研究主導型MMRは、臨床実験研究においても、研究結果を深化・拡張する目的で用いられており、プラノ・クラーク (Vicki L. Plano Clark) ら (Plano Clark et al., 2013) は、臨床実験研究の中で量的研究に対し従属的地位に甘んじない質的研究を実践するためのキーポイント (詳細は第7章を参照) を提示している。

質的研究主導型MMRの視点から書かれた代表的書籍としては、シャーリーン・ヘッセ・バイバー (Sharlene N. Hesse-Biber) による *Mixed Methods Research : Merging Theory with Practice* (Hesse-Biber, 2010) がある。ヘッセ・バイバーはフェミニズム研究者で、2014年6月にボストン・カ

---

[9] 近年は、単一の研究の中で複数の質的研究手法を用いるアプローチも、MMRとの関連の中で出現している。著書としては、例えばFrost (2011) がある。また、Morse & Niehouse (2009) もMMRのデザインの一つとして、複数の質的研究手法を組み合わせるアプローチを紹介している。ただし、ヘッセ・バイバーとジョンソンによる編著書として2015年7月に出版された *The Oxford Handbook of Multimethod and Mixed Methods Research Inquiry* では、このように複数の質的研究アプローチの組み合わせ (または複数の量的研究アプローチの組み合わせ) をマルチメソッドと呼び、質的研究と量的研究の両方のアプローチが組み合わされた場合のみをMMRと呼ぶとしている。複雑なデザインでは、マルチメソッドとMMRがさらに組み合わされることになり、これをMMMRと、このハンドブックでは呼んでいる。

で開催されたMMIRA第1回大会の大会委員長でもあった。また，註9で述べた近刊のオックスフォード・ハンドブックも彼女とバーク・ジョンソン(R. Burke Johnson)による共編著書であり，寄稿者の60%程度が質的研究主導型アプローチを推奨している研究者によるものである。その他にも，このアプローチ寄りの研究者によって執筆された書籍として，MMRのデザインにおける表記システムを早くから開発した看護学研究者のジャニス・モース(Janice M. Morse)の *Mixed Methods Design : Principles and Procedures*(Morse & Niehaus, 2009)，社会変革を志向する哲学的枠組みをMMRとリンクさせることでポスト実証主義と構成主義のパラダイム間の共約不可能性の議論を乗り越えることを主張する，障がい者研究の専門家ドナ・マートンズ(Donna M. Mertens)による *Research and Evaluation in Education and Psychology*(4th ed.)(Mertens, 2014)などが挙げられる。また，オーストラリアにおいても，看護学研究者であるシャーロン・アンドリュー(Sharon Andrew)とエリザベス・ハルコム(Elizabeth Halcomb)編著により，看護・保健医療に特化したMMRの著書 *Mixed Methods Research for Nursing and the Health Sciences* が，2009年に出版されていることもここに付け加えておく。

　以上，駆け足ではあるがMMRの歴史的展開をMMRのこれまで(20世紀後半)と現在(21世紀以降)に分けて概観した。なお，21世紀以降の展開については現在進行形であるため，流動的なものとして捉えていただきたい。

MMRのこれから

　ここからは，MMRのこれからについて，その課題と今後の動向という二つの視点から考えてみたい。

1 MMRが直面する課題

まず, 今後MMRが乗り越えるべき課題として, 特に本研究アプローチの初学者にとって最初の大きなハードルとなり得る三点に絞って, ここでは取り上げたいと思う。また第8章では, こうした課題も含めて, さらに詳述することとする。それらは, ①MMRの用語体系未収斂の問題, ②MMR実践を個人で行なうのかチームとして行なうのかの実践形態の問題, ③学術雑誌の執筆の問題である。

①MMRの用語の問題

質的研究と量的研究アプローチのハイブリッドであるMMRでは, 研究実践で用いられる用語が研究者の間で一致していないという, **用語の未収斂問題**がある。そもそも, いまでこそ多くの研究者の間でコンセンサスを得ているように思われるMMR (mixed methods research) という呼称そのものについても, multiple methods, mixed methods, mixed methodology, mixed research, integrated (または integrative) research, blended research といったヴァリエーションが存在する[10]。日本語においても, ミックス法, ミックスト・メソッズ・リサーチ, 混合研究法と, その呼称はさまざま存在する。

研究デザインについても, その類型化において研究者間である程度共通する基準(例えば, 質的・量的データ収集・分析のタイミングやプライオリティなど)があっても, それぞれが異なる用語を用いて, これらの研究デザインの類型を紹介しているため, 特に初学者にとっては紛らわしいという現状がある。初学者にとって, MMRの研究デザインとして具体的な類型

---

10 タシャコリとテドリー (Tashakkori & Teddlie, 1998) が出版したMMRの初期の教科書は, mixed "methods" ではなく, mixed "methodology" ということばを使っている。また, 一部の質的研究主導型MMR実践者たちからは, "mixed" ということばの使用がMMRを単なる質的研究アプローチと量的研究アプローチを合体させたものであるかのような誤解を与えるものとして, 批判が出されている (e.g., Morse & Niehaus, 2009)。

があることは有益ではあるが、その形態や名称にヴァリエーションが存在することは、かえって混乱の原因をつくってしまっているように思われる。

このような状況の中で近年は、ある程度MMRを理解した後は、こうしたデザインメニューから適当なものを選び使用するのではなく、自身のMMR実践を通して得た知識や経験をもとに、メニューを、より適切なデザインへと研究者が独自に変更していく必要性を強く主張する者もいる (Tashakkori & Teddlie, 2010)。

さらに、MMR研究の質を評価する規準についても、量的研究の妥当性を用いるのか、質的研究の信用性を用いるのか、はたまたMMR独自の評価規準としてバイリンガル言語を用いるべきなのかといった問題が、研究の質の評価方法のあり方とともに、これまで長きにわたって議論されている (Creswell, 2011 ; O'Cathain, 2010 ; Tashakkori & Teddlie, 2010)。MMRにみられるこのような用語の未収斂問題は、MMRを実践する研究者の軸足が、質と量のどちらか一方のアプローチに重点が置かれるときに、より顕著になると思われる。

② MMRの実践形態の問題

第二の課題として、MMRに個人で臨むかチームで臨むかという、実践形態の問題がある。タシャコリとテドリー (Tashakkori & Teddlie, 2010) は、MMRを実践する上でのアプローチを三つに分類している。それらは、① 一人の研究者による**達人アプローチ** (connoisseur approach)、② 質的・量的研究者の分業に基づく**協働的チーム・アプローチ** (collaborative team approach)、そして、③ 質的研究または量的研究の一方に最低限の知識をもち、もう一方に専門的知識をもつメンバーによる**最小能力モデル・アプローチ** (minimum competency approach) である。

まず、方法論のエキスパートとして単独でMMRを実践する達人アプ

ローチの場合は、一人の研究者が質的・量的研究の両方にコンピテンス(能力・適性)をもつことが求められる。この場合、方法論のトレーニングに長い時間を要する上、実際の研究実践においてもデータ収集から分析、報告書の執筆まで単独で行なうことから、あらゆる点でかなり負荷が高いアプローチといえる。

次の協働的チーム・アプローチの場合、一人ひとりの研究者が担う負荷は達人アプローチに比べてかなり少なくなる。しかしその一方で、チームの中で質的研究者と量的研究者間の異文化間コミュニケーションが円滑に進まず、ひいては力関係に起因する政治的対立が生まれてしまう恐れがある(Lunde, Heggen, & Strand, 2013)。

チームとしてMMRを実施する上でより適しているのは、三つめの最小能力モデル・アプローチであろう。その理由は、チームのメンバーが互いの研究手法について少しでも知識があれば、コミュニケーションがしやすくなる上、互いの研究手法を尊重することができるからだ。したがって、データ収集・分析の負荷が大きいMMRの実践において、最小能力モデル・アプローチは調査プロジェクトの実行可能性を高めるといえる。しかし、質的研究にも量的研究にもある程度精通し、軸となる一つの方法に専門家としての豊富な知識とスキルをもつ人材を育てることは、それほど容易なことではないだろう。この問題は、今後MMRの教授法のあり方にも関わってくる重要な課題である。

③学術雑誌の執筆の問題

第三の課題は、学術雑誌の執筆の問題である。しばしば耳にするのは、学術雑誌が規定する標準的な文字制限を、MMR論文が超えてしまうという問題である。これは、MMR論文が質的・量的研究の二つの部分とその統合の部分を含んでいるからである。この文字(単語)数制限の問題に対し、*Journal of Mixed Methods Research*のようなMMR専門誌

では、社会科学系の他の英文学術雑誌よりも制限単語数を多くすることで対応している[11]。

　質的研究部分と量的研究部分をそれぞれ詳細に限られたスペースの中でまとめることは、想像以上に困難な作業である。どの情報を切り捨て、どの情報を論文の中に取り込むのか、この選択が非常に難しい。なぜならば、どの点(根拠)を含めて、どのような線(論理)で結ぶかの選択は、論文の質そのものに直接影響するからである。特に制限されたスペースの中での葛藤を強いられるのは、質的研究の分析結果を提示する部分である。データから導出されたカテゴリーの根拠となる調査参加者の語りをできるだけ語られたままの形で論文の中に含めようとすると、たちまちスペースがなくなってしまう。結果として、語りをそのまま出したほうが説得力があるとわかっていても、かなりのことばを削ぎ落とす必要が出てくる。

　この文字や単語制限の課題を乗り越えるために、研究者によっては、報告論文を質と量の別々の論文として出版し、一方の論文にもう一方の論文を引用することで、MMRによる研究であることを明らかにする場合もある。このアプローチは特に健康科学において一般的であり、クレスウェルも奨励している (Creswell, 2015／抱井訳, 2017)。ハワイ大学附属がん研究センターで我々が行なったCAM研究も、まずは質問紙調査による量的研究の結果を一本の論文 (Maskarinec, Shumay, Kakai, & Gotay, 2000) として発表してから、後にインタビュー調査による質的研究の結果を複数の論文 (例えば、Kakai, Maskarinec, Shumay, Tatsumura, & Tasaki, 2003 ; Maskarinec, Gotay, Tatsumura, Shumay, & Kakai, 2001; Shumay, Maskarinec, Kakai, & Gotay, 2001; Tasaki, Maskarinec, Shumay, Tatsumura, & Kakai, 2002) にまとめている[12]。

---

11 *Journal of Mixed Methods Research* の実証研究論文のワード制限は1万ワード(英語)であり、例えば同じSAGEから発行されている社会科学系の学術雑誌 *Social Science and Medicine* の8000ワードより2000ワードも多い。
12 これらの研究に関連した日本語論文として、抱井 (2005) がある。ここでは、インタビュー調査から得られたCAM使用者・非使用者の語りを、批判的思考の使用形態を考察する目的で用いている。

ただし、MMRの論文は一本にまとめなければ意味がないとの主張があることも事実である（例えば、Bazeley, 2015）。それは、単一メソッドによる研究にはない、MMRだからこそ得られる研究の利点を強調するためである。つまり、一本の論文の中で二つの研究アプローチから導き出された結果が最終的にどのように統合され、それによって単一メソッドでは得られなかったであろうどのようなシナジー効果があったかを明示するためである。例えば、質的研究結果と量的研究結果を並列し、提示することを可能にする**ジョイントディスプレイ**(joint display)と呼ばれる図表（詳細は第5章を参照）は、限られた紙面において質的・量的研究結果を公表するアプローチとして、近年その使用が奨励されている。

　MMRにおけるこの**統合**(integration)の問題は、近年活発に議論されるようになっている（O'Cathain, 2010）。これは、ただ単に質と量のデータを収集し分析したからといって、そこに両者の統合およびその結果としてのシナジー効果がなければMMRとは呼べないという、当該研究アプローチに対する昨今のより厳しい要求の現われといえよう。MMRを実践する研究者は、今後この統合の部分を十分に意識して研究デザインを構築し、調査を行ない、その結果を論文としてまとめる必要がある。

2 ｜ MMRの今後の動向

　最後に、以下ではMMRの今後の動向として三つの点について述べたい。これらは、① 質的研究主導型MMRのさらなる発展、② MMRにおけるCAQDASの利用、そして、③ 変換型混合デザインへの関心の高まり、の三つである。

①質的研究主導型MMRのさらなる発展

　近年、これまで自身を質的研究陣営の一員として位置づけていた研究者たちが、前述した質的研究主導型MMRという新たな試みに続々

と参加するようになっている。この質的研究主導型MMRの今後の発展を第一点目としてあげたい。この背景には，21世紀に入って以来，米国政府のイニシアチブによって研究に関する言説が大きく塗り変えられ，振り子が一気に「**方法論的原理主義 (methodological fundamentalism)**」(House, 2006) とも呼ぶべき保守主義に傾いた (Lincoln & Cannella, 2004) という状況がある。科学的根拠に基づく研究方法および研究成果のみを正当なものとする，いわば保守派のバックラッシュとも呼べるこの研究言説は，質的研究コミュニティに MMR との同盟という新たな道を選択させた (Denzin, 2008)。質的研究主導型MMRはそのような背景の中で誕生したものであり，このアプローチが従来の実験主義的MMR (Howe, 2004) と異なる最大のポイントは，用いられるデータやその分析手法にあるのではなく，調査者が研究をどのような哲学的立場 (存在論・認識論) から行なうかにある。したがって，質的研究主導型MMRの実践者は，研究における自身の立ち位置を，客観性重視のポスト実証主義と主観性重視の解釈主義の連続体の中間に求める者が多い (Hesse-Biber, 2010)(**図1**)[13]。そして，質的研究主導型MMRが採るこの哲学的立場が，以下に挙げる二つの今後の動向にも深く関わってくる。

② CAQDAS の利用

MMRのデータ分析において，コンピュータ技術の導入がこれまで以上に盛んになっていくであろうということが，筆者が挙げたい第二点目である。現在までに，質的研究用，さらには MMR 用にさまざまな **CAQDAS (Computer-Assisted Qualitative Data Analysis Software)** と呼ばれる分析ソフトウェアが開発されてきている。もちろん，プロジェクトの規模やデータの分量によっては，質的データ解析用の特別なソフトウェアを使用することなくデータ分析を行なうことは十分可能であり，研究者によっ

---

[13] 質的研究主導型MMRの具体的な研究例については Hesse-Biber (2010) を参照されたい。

- 質的研究主導型 MMR アプローチを伝統的な MMR アプローチと区別するポイントは，用いられるデータや分析手法にあるのではなく，調査者が研究をどのような哲学的立場（存在論・認識論）から実施するかにある
- 客観性重視のポスト実証主義と，主観性重視の解釈主義の連続体の中間に自身の立ち位置を求める研究者が多い（客観性を真っ向から否定するようなことはしない）
- 研究プロジェクトにおける核となる部分は質的研究アプローチにより実施し，量的研究アプローチは研究の核（質的研究部分）を補足する目的で用いる

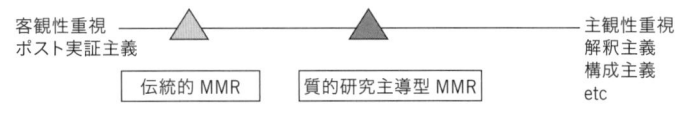

図1　質的研究主導型MMR (qualitatively-driven MMR)とは？

ては，現象学的・解釈学的研究にはCAQDASを使用するべきではないと主張する者もいる。しかし，大規模調査ではさすがにCAQDASなしには分析は困難を極めるであろう。またソフトウェアの利用は，大量のデータを管理するだけでなく，先行研究論文，新聞・雑誌記事，ネット上の情報といった調査において必要となる資料の管理も容易にし，いつでも必要な情報を検索し，取り出すことを可能にする。さらに，客観的で体系立った分析がソフトウェアの利用によって支援され，分析過程も可視化されることから，分析が独り善がりになることを抑制する。加えて，データの共有が可能となることから，CAQDASの利用は複数の調査者によるチーム・アプローチを容易にするという利点もある。MMRにおいては，質的データと量的データをソフトウェアによって連関させることもできる。

このようにさまざまな利点をもつCAQDASの利用であるが，その一方で，注意すべき点も多い。まず，勘違いしてはならないのは，コンピュータが我々に代わってデータ分析を行なうわけではないという点である。CAQDASはあくまでデータ分析のプロセスを支援する道具にすぎないことをしっかりと認識しておく必要がある。また，新しい道具は分析

プロセスの効率を高めてくれる反面，慣れるまでに時間がかかるという側面もある。したがって，コンピュータによる分析に不慣れな研究者で時間に余裕がない場合は，CAQDASの利用を試みるべきではないとの指摘もある(Holloway & Wheeler, 1996／野口監訳, 2006)。ヘッセ・バイバー(Hesse-Biber, 2010)もまた，質的データ分析におけるCAQDASの使用については，道具に頼りすぎないよう注意を喚起している。

③変換型混合デザインへの関心の高まり

CAQDASの使用には種々の課題があるとはいえ，コンピュータ技術の支援のもと，テキストマイニングや概念マップといった新たなツールや手法を導入する研究が，今後ますます増えていくと思われる(稲葉, 抱井, 2011；Inaba & Kakai, 2019)。これが今後の動向の第三点目である。

MMRでは，**質的データの定量化(quantitization)と量的データの定性化(qualitization)**を用いるMMRのデザインを，「**変換型混合デザイン(conversion mixed designs)**」と呼ぶ(Teddlie & Tashakkori, 2009, p.151)。看護研究の領域では，質的データの定量化がもつ可能性について，MMRの文脈の中で主張するのがマーガレット・サンデロウスキー(Margarete Sandelowski)であり，谷津裕子・江藤裕之両氏訳の『質的研究をめぐる10のキークエスチョン——サンデロウスキー論文に学ぶ』(医学書院)が2013年に出版されている。質的・量的研究を二項対立的なものとして捉えることを拒否するサンデロウスキーの主張の活発化や，質的研究者向けの国際メーリングリスト上に昨今みられるデータの定量化・定性化に対する関心の高まりからも，変換型混合デザインによる研究はMMRの一形態として今後さらに発展していくと思われる。

以上，MMR実践における課題や新たな動向について，筆者なりの視点からいくつかに絞って紹介した。もちろん，これらはそのほんの一

部にすぎず，MMRはまだまだ多くの課題とともに多くの可能性を秘めていることを最後に付け加えておく。

まとめ

本章では，近年さまざまな分野で関心が高まっているMMRの発展の歴史的経緯と，課題および今後の動向について，筆者自身が重要と考えるテーマを中心に，その概要をまとめた。知識構築の正当な道具としての研究法のあり方は，それを取り巻く思想の潮流や政治的・社会文化的環境との相互作用によって変容するものである。1960年代に実在論を認識論的前提として，社会学者のバーニー・グレイザー(Barney G. Glaser)とアンセルム・ストラウス(Anselm L. Strauss)が考案した古典版グラウンデッド・セオリー(Glaser & Strauss, 1967／後藤，水野，大出訳, 1996)が，21世紀にはキャシー・シャーマズ(Kathy Charmaz)による構成主義版グラウンデッド・セオリー(Charmaz, 2006／抱井，末田監訳, 2008)という新たな流れを生み出したことも，そのよい例であろう。新しい道具の開発もまた，研究法のあり方に大きな影響を与えていく。以上から，MMRが今後もさらに変容し続けていくことは確実といえる。このことは，研究者が，現段階で参照可能なMMRの「デザインメニュー」や「マニュアル」といった既存の知識の受容に甘んじるのではなく，研究実践において意味のある自分自身のMMRの形を，試行錯誤しつつ追い求めていくことがいかに肝要であるかを示唆する。

「危機」(crisis)ということばは「危険」(danger)と「機会」(opportunity)の二つの意味を併せもつ。本章において触れたように，21世紀初頭に米国で吹き荒れた方法論の保守化の嵐は，まさに，質的研究に危機的状況をもたらすと同時に，質的研究主導型MMRというさらなる発展の地平を拓く転機をもたらした。今後，政治的・社会文化的環境の変化に伴

い，MMRがどのような危機に直面し，それをきっかけにどのように発展していくのか，そのプロセスを見守っていきたい。

引用文献

Andrew, S. & Halcomb, E.J.(2009). *Mixed Methods Research for Nursing and the Health Sciences*. Oxford, UK : Blackwell.

Bazeley, P.(2015). Writing up multimethod and mixed methods research for diverse audiences. In S.N. Hesse-Biber & R. B. Johnson(Eds.), *The Oxford Handbook of Multimethod and Mixed Methods Research Inquiry*. NY : Oxford University Press. pp.296-313.

Campbell, D.T. & Fiske, D.W.(1959). Convergent and discriminant validation by the multitrait-multimethod matrix. *Psychological Bulletin*, 56(2), 81-105.

Charmaz, K.(2006). *Constructing Grounded Theory : A Practical Guide through Qualitative Analysis*. London : SAGE. ／抱井尚子, 末田清子監訳(2008). グラウンデッド・セオリーの構築―社会構成主義からの挑戦. ナカニシヤ出版.

Creswell, J.W.(2011). Controversies in mixed methods research. In N.K. Denzin & Y. S. Lincoln(Eds.), *The SAGE Handbook of Qualitative Research*(3rd ed.). Thousand Oaks, CA : SAGE, pp.269-283.

Creswell, J.W.(2015). *A Concise Introduction to Mixed Methods Research*. Thousand Oaks, CA : SAGE. ／抱井尚子訳(2017). 早わかり混合研究法. ナカニシヤ出版.

Denzin, N.K.(1970). *The Research Act : A Theoretical Introduction to Sociological Methods*. Chicago, IL : Aldine.

Denzin, N.K.(2008). The new paradigm dialogs and qualitative inquiry. *International Journal of Qualitative Studies in Education*, 21(4), 315-325.

Frost, N.(2011). *Qualitative Research Methods in Psychology : Combining Core Approaches*. Open University Press.

Glaser, B.G. & Strauss, A.L.(1967). *The Discovery of Grounded Theory*. Chicago : Aldine. ／後藤隆, 水野節夫, 大出春江訳(1996). データ対話型理論の発見―調査からいかに理論をうみだすか. 新曜社.

Greene, J.C.(2007). *Mixed Methods in Social Inquiry*. San Francisco, CA : Jossey-Bass.

Greene, J.C., Caracelli, V.J., & Graham, W.F.(1989). Toward a conceptual framework for mixed-method evaluation designs. *Educational Evaluation and Policy Analysis*, 11(3), 255-274.

Guba, E.G.(1990). *The Paradigm Dialog*. Thousand Oaks, CA : SAGE.

Guba, E.G. & Lincoln, Y.S.(1989). *Fourth Generation Evaluation*. Newbury Park, CA : SAGE.

Guba, E.G. & Lincoln, Y.S.(1994). Competing paradigms in qualitative research. In N.K. Denzin & Y.S. Lincoln(Eds.), *The SAGE Handbook of Qualitative Research*. Thousand Oaks, CA : SAGE, pp.105-117.

Hesse-Biber, S.N.(2010). *Mixed Methods Research : Merging Theory with Practice*. NY : Guilford Press.

Hesse-Biber, S.N. & Johnson, R.B.(2015). *The Oxford Handbook of Multimethod and Mixed Methods Research Inquiry*. NY : Oxford University Press.

Holloway, I. & Wheeler, S.(1996). *Qualitative Research for Nurses*. Oxford : Blackwell. ／野口美和子監訳(2006). ナースのための質的研究入門―研究方法から論文作成まで, 第 2 版. 医学書院. p.241.

House, E.R.(2006). Methodological fundamentalism and the quest for control(s). In N.K., Denzin & M.D. Giardina(Eds.), *Qualitative Inquiry and the Conservative Challenge*. Walnut Creek, CA : Left Coast Press, pp.93-108.

Howe, K.R.(2004). A critique of experimentalism. *Qualitative Inquiry*, 10(1), 42-61.

稲葉光行, 抱井尚子(2011). 質的データ析におけるグラウンデッドなテキストマイニング・アプローチの提案―がん告知の可否をめぐるフォーカス・グループでの議論の分析から. 立命館大学政策科学, 18(3), 255-276.

Inaba, M., & Kakai, H. (2019). Grounded text mining approach : A synergy between grounded theory and text mining approaches. In A. Bryant & K. Charmaz (Eds.), *The Sage Handbook of Current Developments in Grounded Theory*. Thousand Oaks, CA : SAGE, pp.332-351.

Johnson, R.B.(2012). Dialectical pluralism and mixed research. *American Behavioral Scientist*, 56(6), 751-754.

Kakai, H.(2001). The effects of independent and interdependent self-construals on the development of critical thinking dispositions : A quantitative and qualitative study. The UMI dissertation services (No. 3017402).

抱井尚子 (2005). ポスト論理主義モデルの批判的思考とその実現形態について―相補代替療法の使用をめぐる医療的意思決定からの考察. 青山国際政経論集, 66, 71-110.

抱井尚子, 稲葉光行 (2011). ミックス法.（末田清子, 抱井尚子, 田崎勝也, 猿橋順子編著）, コミュニケーション研究法. ナカニシヤ出版, pp.199-213.

Kakai, H., Maskarinec, G., Shumay, D.M., Tatsumura, Y., & Tasaki, K. (2003). Ethnic differences in choices of health information by cancer patients using complementary and alternative medicine : An exploratory study with correspondence analysis. *Social Science and Medicine*, 56(4), 851-862.

Lincoln, Y.S. & Cannella, G.S. (2004). Dangerous discourses : Methodological conservatism and government regimes of truth. *Qualitative Inquiry*, 10(1), 5-14.

Lunde, A., Heggen, K., & Strand, R. (2013). Knowledge and power : Exploring unproductive interplay between quantitative and qualitative researchers. *Journal of Mixed Methods Research*, 7(2), 197-210.

Maskarinec, G., Shumay, D.M., Kakai, H., & Gotay, C.C. (2000). Ethnic differences in complementary and alternative medicine use among cancer patients. *Journal of Alternative and Complementary Medicine*, 6(6), 531-538.

Maskarinec, G., Gotay, C.C., Tatsumura, Y., Shumay, D.M., & Kakai, H. (2001). Perceived cancer causes : Use of complementary and alternative therapy. *Cancer Practice*, 9(4), 183-190.

Mertens, D.M. (2014). *Research and Evaluation in Education and Psychology : Integrating Diversity with Quantitative, Qualitative, and Mixed Methods.* (4th ed.). Thousand Oaks, CA : SAGE.

Morse, J. & Niehouse, L. (2009). *Mixed Method Design : Principles and Procedures*. Walnut Creek, CA : Left Coast Press.

O'Cathain, A. (2010). Assessing the quality of mixed methods research : Toward a comprehensive framework. In A. Tashakkori & C. Teddlie (Eds.), *The SAGE Handbook of Mixed Methods in Social and Behavioral Research* (2nd ed.). Thousand Oaks, CA : SAGE, pp.531-555.

Plano Clark, V.L., Schumacher, K., West, C., Edrington, J., Dunn, L.B., Harzstark, A., Melisko, M., Rabow, M.W., Swift, P.S., & Miaskowski, C. (2013). Practices for embedding an interpretive qualitative approach within a randomized clinical trial. *Journal of Mixed Methods Research*, 7(3), 219-242.

サンデロウスキー, M.／谷津裕子, 江藤裕之訳 (2013). 質的研究をめぐる 10 のキークエスチョン―サンデロウスキー論文に学ぶ. 医学書院.

Shumay, D.M., Maskarinec, G., Kakai, H., & Gotay, C.C. (2001). Why some cancer patients choose complementary and alternative medicine instead of conventional treatment. *Journal of Family Practice*, 50(12), 1067.

Tasaki, K., Maskarinec, G., Shumay, D.M., Tatsumura, Y., & Kakai, H. (2002). Communication between physicians and cancer patients about complementary and alternative medicine : Exploring patients' perspectives. *Psychooncology*, 11(3), 212-220.

Tashakkori, A. & Teddlie, C. (1998). *Mixed Methodology : Combining Qualitative and Quantitative Approaches*. Thousand Oaks, CA : SAGE.

Tashakkori, A. & Teddlie, C. (2003). *The SAGE Handbook of Mixed Methods in Social and Behavioral Research*. Thousand Oaks, CA : SAGE.

Tashakkori, A. & Teddlie, C. (2010). *The SAGE Handbook of Mixed Methods in Social and Behavioral Research* (2nd ed.). Thousand Oaks, CA : SAGE.

Teddlie, C. & Tashakkori, A. (2009). *Foundations of Mixed Methods Research : Integrating Quantitative and Qualitative Approaches in the Social and Behavioral Sciences*. Thousand Oaks, CA : SAGE.

第2章
混合研究法コミュニティの多様性

本章の概要

　本章では、混合研究法(MMR)コミュニティの多様性と寛容性を読者の皆さんに認識していただけるよう、MMRコミュニティを牽引する主要な研究者の背景および彼(女)のもつMMRに対するスタンスの違いを紹介する。

MMRコミュニティの多様性を認識する重要性

　MMRコミュニティがもつ多様性とそれに対する寛容性は、さまざまな研究者が独自の観点からMMRを発展させることを可能にする。そして、それぞれの立ち位置から、他の研究者が有するMMRへのスタンスに対し知的な挑戦を試みる。MMRはどうあるべきかの主張に対し安易に収斂を求めないこのコミュニティの姿勢は、MMRのさらなる発展を牽引する健全な学術活動を支えているといえる(Mertens, 2010)。その一方で、初学者がMMRを理解しようとするとき、コミュニティ内の多様性は時に障壁となって立ちはだかる。一体MMRとは何なのか。誰の主張が正しいのかと。こうした障壁を少しでも取り除き、MMR初学者の混乱を避けるためには、まずはMMRコミュニティのメジャー・プレイヤーとMMRに対する彼(女)らの基本的スタンスを認識する必要があるだろう。

MMRコミュニティのメジャー・プレイヤー

　以下では，MMRコミュニティのメジャー・プレイヤーたちを，主な著書，専門的・学術的バックグラウンドおよびMMRに対するスタンスを含め簡単に紹介することで，MMRコミュニティの多様性について読者の皆さんに認識していただきたいと思う。なお，現在中心的にMMRの分野を牽引しているメジャー・プレイヤーにたまたま米国の研究者が多いことから，ここでは主に米国で活躍する研究者を彼(女)らの著書とともに紹介する。もちろん，米国内外において活躍する優れたMMRの擁護者は他にも大勢いる。それらの人々の紹介がここで割愛されてしまっていることが，彼らの分野に対する貢献を軽視するものではないことをおことわりしておく。

パット・ベイズリー (Pat Bazeley)

　パット・ベイズリーは，コミュニティ心理学のバックグラウンドをもつオーストラリアの研究者である。MMIRA会長職を初代会長のクレスウェルより2015年7月に引き継ぎ，MMIRA現会長として，同年9月に大阪で開催されたMMIRAアジア地域会議／JSMMR第1回学術集会に基調講演者として参加している。彼女は，大学や大学附属の研究機関において長年にわたり研究や教育に従事してきた傍ら，フリーランスの研究者として，公衆衛生，福祉，教育，法律ならびに地域研究のプロジェクトに従事してきた。現在は，ニューサウスウェールズ大学 (University of New South Wales) のプライマリ・ケア医療と平等センター (Centre for Primary Health Care and Equity) の特任准教授を務めながら，フリーランスのリサーチ・コンサルタントとしても活躍している。

　ベイズリーは，MMRにおける統合の方法，論文執筆，CAQDASを

用いたデータ分析に関する数多くの論文・書籍を執筆している。QSR社のNVivoに関するベイズリーの書籍（Bazeley & Jackson, 2013）は，日本でもお馴染みである。

ベンジャミン・クラブトリー（Benjamin F. Crabtree）

　ベンジャミン・クラブトリーは，長年にわたり医療研究者としてMMRプロジェクトに携わってきた医療人類学者である。彼は，これまで，NIHからの研究助成を受けた多くの大規模な研究プロジェクトに，チームの一員として携わってきている。現在，ラトガーズ大学ロバート・ウッド・ジョンソン・メディカルスクール（Rutgers Robert Wood Johnson Medical School）に所属する。

　質的研究者としてのクラブトリーの名を世界中に知らしめることとなったのは，彼が共同研究者のウィリアム・ミラー（William L. Miller）とともに考案した「**没入・結晶化法 (immersion and crystallization approach)**」（Miller & Crabtree, 1992）であろう。これは，質的データ分析の一戦略であり，研究者がテキストの中に自身を没入させるプロセスと，そこから得た意味のある解釈を結晶化するという二つのプロセスを幾度も繰り返すことで，データ分析の結果を精緻化していくものである。

　なお，クラブトリーは大の親日家でもあり，上述のMMIRAアジア地域会議／JSMMR第1回学術集会に参加した折も，多忙なスケジュールの合間に趣味の古城めぐりをしている。

ジョン・クレスウェル（John W. Creswell）

　クレスウェルは，MMRコミュニティ誕生の初期段階からタシャコリとともに中核的な役割を担ってきた人物である。トレーニング・バックグラウンドは教育心理学である。彼はタシャコリとともに *Journal of Mixed Methods Research* の初代編集主幹を務めており，2013年設立のMMIRAの

初代会長でもある。1990年代初期よりMMRの著書を精力的に世に送り続けているクレスウェルは、その数の多さから、MMRの研究者として今日世界で最も知名度が高いと思われる。

2000年以降クレスウェルは、彼の指導のもと米国ネブラスカ大学リンカーン校より博士号(教育心理学)を取得したプラノ・クラーク(Vicki L. Plano Clark)と、MMRに関する多くの共著書を出版している。また、近年米国においては特に医療分野を中心に、混合型研究に積極的に研究助成金を支給する流れができつつあり、MMRのセミナーやワークショップによる当該研究法の普及が進んでいる。この教育活動の一端を担っているのがクレスウェルとプラノ・クラークであり、彼らが提唱するMMRの定義やデザインの類型化が、NIHにおいては標準となっている。なお、クレスウェルは、2015年9月の来日直前に、所属をネブラスカ大学からミシガン大学(University of Michigan)医学部の日本家庭健康プログラム(Japanese Family Health Program；JFHP)に正式に移している。今後は同じMMRコミュニティのメンバーであるマイク・フェターズとともに、健康科学の分野をホームグラウンドとしてMMRの普及に尽力していくことになる。また、この異動により、クレスウェルと日本の結びつきもこれまで以上に強くなると思われる。

クレスウェルの代表的な著書としては、プラノ・クラークとの共著書として出版された *Designing and Conducting Mixed Methods Research* (Creswell & Plano Clark, 2011) と、単著による *Research Design : Qualitative, Quantitative, and Mixed Methods Approaches* (Creswell, 2014) がある。どちらも初版がすでに日本語に翻訳されている[1]。いずれもMMRに関するA to Zが平易なことばでわかりやすく書かれており、表や図による解説も豊富で、特

---

1 *Designing and Conducting Mixed Methods Research* (Creswell & Plano Clark, 2011) の初版(2007)は『人間科学のための混合研究法―質的・量的アプローチをつなぐ研究デザイン』(大谷順子訳、2010年、北大路書房)として、*Research Design : Qualitative, Quantitative, and Mixed Methods Approaches* (Creswell, 2014) の初版(2003)は、『研究デザイン―質的・量的・そしてミックス法』(操華子、森岡崇共訳、2007、日本看護協会出版会)として、それぞれ邦訳書が出版されている。

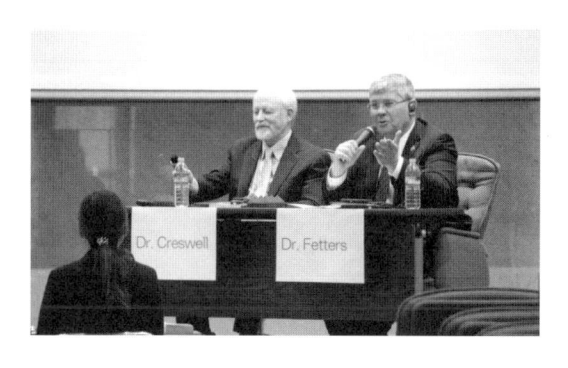

(左)ジョン・クレスウェル氏（MMIRA初代会長）
(右)マイク・フェターズ氏（*Journal of Mixed Methods Research*現共同編集委員長）
2015年9月17日混合研究法国際シンポジウム（於：青山学院大学）

に初学者には読みやすいものとなっている。なお，2015年出版の *A Concise Introduction to Mixed Methods Research* は，クレスウェルがハーバード大学の客員教授として教鞭をとった際に作成した講義ノートをまとめたものであり，多忙な医療関係者のために書き下ろした，かなり薄めの教科書になっている（Creswell, 2015／抱井訳, 2017）。

マイク・フェターズ（Mike D. Fetters）

マイク・フェターズは，ミシガン大学医学部の日本家庭健康プログラム所属の医師であり，2015年現在，*Journal of Mixed Methods Research* の共同編集委員長を務めている[2]。米国では学部教育を終えてから医師としてのトレーニングをメディカル・スクールで受けるのだが，フェターズは文化人類学を学部レベルで専攻している。MMRは，疾病そのものに焦点を当てる生物医学モデルの視点にとどまるのではなく，疾病をもつ個人が抱える心理的・社会的側面をも含む生物心理社会モデルの視点から医療研究にアプローチするフェターズの試みを支援する，強力な

---

[2] 2023年7月，病に倒れ逝去。

パートナーとなっている。

　フェターズは，日本文化や日本人の価値観・信条に精通し，日本語も会話はさることながら，読み書きに関してもかなり流暢である。頻繁に訪日し，医療研究者向けにMMRのワークショップも精力的に行なっている。MMRコミュニティのメンバーとして彼と関わる遥か前から，筆者は論文を通して彼のことを認識していた。フェターズによるがん告知論文は，筆者のがん告知研究に多くの示唆を与えている。

ジェニファー・グリーン（Jennifer C. Greene）

　ジェニファー・グリーンは，MMRの形成過程において，比較的早い段階から分野に貢献してきた研究者の一人である。彼女は長きにわたって教育評価の実践に携わってきている。グリーンとその共同研究者による1989年の論文 "Toward a conceptual framework for mixed-method evaluation designs"（Greene, Caracelli, & Graham, 1989）は，これまでの評価研究で用いられたMMRデザインの体系化を試み，MMRの文献の中では古典的論文として位置づけられている。

　グリーンはもともとポスト実証主義のトレーニングを受け，量的研究を行なってきた研究者であったが，1970年代終わりから80年代にかけて質的研究者のコミュニティにおいて最も影響力があったエゴン・グーバと出会い，これを機に質的研究においても豊かな研鑽を重ねていくに至った。以降グリーンは，質的研究法と量的研究法の両法を評価研究の中で積極的に用いるMMRの擁護者となる。

　MMR関連の著書としては，2007年出版の *Mixed Methods in Social Inquiry*（Greene, 2007）が代表的である。本書の中でグリーンは，質と量の異なるデータ分析の結果を統合した際に明らかになる矛盾を，新たな研究設問の生成につなげる「**弁証法的スタンス（dialectic stance）**」を強調している。現在イリノイ大学アーバナシャンペーン校（University of Illinois

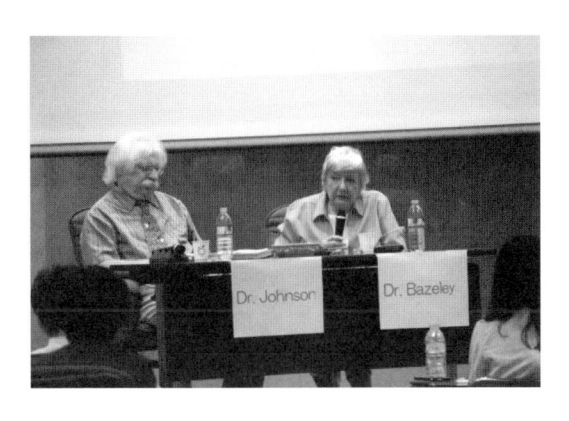

(左)バーク・ジョンソン氏(MMIRA事務局長)
(右)パット・ベイズリー氏(MMIRA現会長)
2015年9月17日混合研究法国際シンポジウム(於:青山学院大学)

at Urbana-Champaign)教育学部に所属している。

バーク・ジョンソン(R. Burke Johnson)

　MMRコミュニティでは哲学者的存在であるジョンソンは,研究アプローチを支える存在論・認識論・方法論に関しこれまで活発な議論を展開してきている。MMIRAアジア地域会議／JSMMR第1回学術集会の基調講演においても,MMR実践を支える包摂的科学の概念について論じている。ジョンソンのもつ包括的なものの見方は,彼が心理学,社会学,教育学,そして研究法という,学際的なトレーニングを受けてきたことに起因すると思われる。彼は現在南アラバマ大学(University of South Alabama)教育学部に所属し,MMIRAでは事務局長を務めている。
　2015年7月には,寄稿者の60%程度が質的研究のバックグラウンドをもつ,Oxford University PressのMMRハンドブックをヘッセ・バイバーとの共編著として出版していることは前述したとおりだが,その他にも,教育研究者のための研究法関連書籍も出版している。

ジャニス・モース(Janice M. Morse)

看護学の分野からMMRを支持してきたのがジャニス・モースである。彼女も比較的早い時期からMMRの形成に尽力している。いまでは広く浸透しているMMRデザインの表記システム〔大文字・小文字による重みづけ，収斂の「+」記号，順次の「→」記号〕は1990年代初期にモースによって提案された。わかりやすく無駄のないこの表記システムは，その後に書かれたMMRの多くの文献の中でも広く採用されており，いまでは標準となっている。

質的研究者として，そして看護の専門家として，モースはこれまで多数の論文と著書を発表している。彼女はまた，カナダのアルバータ大学(University of Alberta)にある国際質的研究機構の初代所長も務めており，学術雑誌の編集委員としても精力的に活躍してきた(例えば，*Journal of Qualitative Methods*, *Qualitative Health Research*, *Research Programs in Nursing*, *Global Qualitative Nursing Research* 等多数)。

国際質的研究機構で博士課程修了後の研究プログラムを満了したリンダ・ニーハウス(Linda Niehaus)とともに，モースは2009年に *Mixed Method Design : Principles and Procedures* (Morse & Niehaus, 2009)を出版している。他の多くのMMR関連の書籍とは異なるユニークな特徴をもつ本書では，研究目的を仮説生成とする帰納的な混合型研究アプローチと，研究目的を仮説検証または実験研究におけるグループ間の比較とする演繹的な混合型研究アプローチとを明確に区別している。そして，混合型研究の構成要素を，研究設問に答えるための核となる要素(core component)と，それのみでは研究設問には答えられない厳密性に欠けた補足的な要素(supplementary component)の二つに分類している。このとき，核となる要素と補足的要素の一方が質的でもう一方が量的である必要は必ずしもなく，両方の要素が同じ質的研究もしくは量的研究であっても，それはMMRであると定義する。この点は，モースのMMRに対する

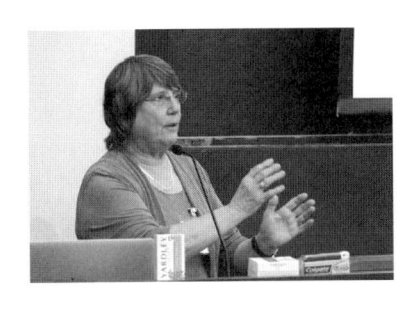

ジャニス・モース氏
2014年6月MMIRA第1回ボストン大会にて

スタンスが他の多くの研究者のそれと異なるユニークな特徴といえる。

アッバス・タシャコリとチャールズ・テドリー（Abbas Tashakkori & Charles Teddlie）

タシャコリとテドリーといえば，30余りの論文を収録するMMRのハンドブック *The SAGE Handbook of Mixed Methods in Social & Behavioral Research*（Tashakkori & Teddlie, 2003 ; 2010）の編著者として著名である。特にタシャコリは，クレスウェルとともに，*Journal of Mixed Methods Research* の初代編集主幹を創刊年である2007年から2009年まで務め，早くからMMRコミュニティを牽引してきたリーダー的存在である。

タシャコリとテドリーの貢献は，ここ十数年の間に急速に進んだMMRの体系化にはなくてはならないものであった。彼らはともに社会心理学のバックグラウンドをもち，教育，心理学，評価研究の分野においてMMRを用いた数多くの研究を早くから行なってきている。特にテドリーは，教育研究において豊富な実践経験をもつ。

MMRのハンドブックのほか，二人の共著で2009年には *Foundations of Mixed Methods Research : Integrating Quantitative and Qualitative Approaches in the Social and Behavioral Sciences*（Teddlie & Tashakkori, 2009）が出版されている。これは初学者の学部生から大学院生まで幅広く使えるMMRの入門書といえる。本書は，どのような質的データとどのような量

的データがどのように統合され得るのかを，具体的研究事例を豊富に用いて解説している。

デビッド・モーガン（David L. Morgan）

　質的研究に詳しい読者であれば，モーガンという名を聞けば「フォーカス・グループ・インタビュー」を思い出すだろう。フォーカス・グループ・インタビューの専門家として知られるモーガンではあるが，彼は質問紙調査の経験も豊富な社会学者である。そのようなバックグラウンドから，MMRの専門家として，1990年代末から多くの論文を通して分野に貢献している。特に近年は，MMRを支える哲学的視座としてプラグマティズムに着目した論文を執筆している（Morgan, 2007）。

　そのモーガンによる *Integrating Qualitative & Quantitative Methods : A Pragmatic Approach*（Morgan, 2014）は，管見の限り，彼が初めて出版したMMRの著書である。本書のタイトルに"mixed methods"ということばが使われていないのが興味深い。"mixed methods"という呼称に対しては研究者の間でも賛否両論あるが，モーガンは本書のタイトルを通して，ただ二つの方法（methods）が混合（mixed）されていればよいのではなく，二つの方法が統合（integrated）されていなければ意味がないことを訴えている。MMRに関する著書が出版され始めてから早20年の歳月が流れようとしている。そのようなタイミングで出版されたモーガンによる本書は，我々がめざしているものは「混合研究法 mixed methods research」ではなく，むしろ「統合研究法 integrated methods research[2]」であるという，新たな地平を拓くことの重要性を訴えていると思われる。

シャーリーン・ヘッセ・バイバー（Sharlene N. Hesse-Biber）

　ヘッセ・バイバーは質的研究者として MMR を奨励する研究者の一

---

[2] モーガン（Morgan, 2014）においてこの表現が実際に使用されているわけではない。

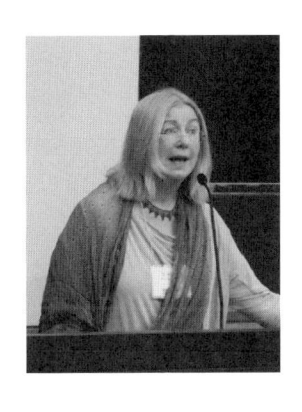

シャーリーン・ヘッセ・バイバー氏
(2014年MMIRA第1回大会実行委員長)
2014年6月MMIRA第1回ボストン大会にて

人で，フェミニズム研究を専門とする社会学者である。昨年6月にボストン・カレッジで開催されたMMIRAの第1回大会で彼女が大会委員長を務めたのは，前述したとおりである。これまで解釈的アプローチからグラウンデッド・セオリーなどを用いて女性の身体イメージに関する質的研究を精力的に行なってきていたが，もともとミシガン大学博士課程で彼女が受けたトレーニングはポスト実証主義によるものだった。

ヘッセ・バイバーが2010年に出版した *Mixed Methods Research : Merging Theory with Practice*(Hesse-Biber, 2010)は，質的研究者側から出されたMMR関連の著書であった。本書がもつ意義はおそらく二つあるだろう。一つは，MMRがポスト実証主義の延長にすぎないと批判する質的研究者の矛を収めさせ，質的研究と親和性の高いMMRの可能性を提示したことである。もう一つは，「質的研究主導型MMR」という新たなアプローチを強調したMMRのガイドラインを提示することで，データ収集，分析，そして質的研究と量的研究の統合の方法に関する具体的な議論を拡張したことである。2015年7月には，前述のとおり，Oxford University Pressから，質的研究主導型MMRに関する多くの章を含むハンドブックをバーク・ジョンソンとともに編著出版している。

ドナ・マートンズ（Donna M. Mertens）

　ここで最後に紹介するドナ・マートンズは，米国ワシントンD.C.にある聴覚障がい者のための高等教育機関ギャローデット大学（Gallaudet University）で教鞭を執ってきた教育心理学者である。専門はジェニファー・グリーン同様，教育評価である。マートンズは昨年末まで，*Journal of Mixed Methods Research*の編集委員長を務めている。1970年代に教育心理学の分野で博士課程教育を受けていたことから，先に紹介した多くの研究者がそうであったように，マートンズも大学院ではポスト実証主義のトレーニングのみを受け，質的研究については後に独学で研鑽を積んでいる。

　量的・質的研究法のどちらにも精通しているマートンズは，*Research and Evaluation in Education and Psychology : Integrating Diversity with Quantitative, Qualitative, and Mixed Methods*を著しており，2014年にはその第4版が出版されている（Mertens, 2014）。量的・質的研究法とMMRの三つの研究アプローチについてバランスよく紹介しているという意味ではクレスウェルの*Research Design*と類似しているが，評価研究の要素を中心的に取り上げているという点で，クレスウェルとはまた異なる力点をもっている。また，障がい者研究をこれまで精力的に行なってきたマートンズは，MMRを支える哲学的視座として「**変革のパラダイム (transformative paradigm)**」という独自の視点を提案し，研究の目的を社会的正義と変革に位置づける立場を主張している。

　以上，上記の12名は現在のMMRコミュニティを代表する研究者のほんの一部であり，前述のとおりMMRの発展に多大な貢献を果たしている人々は他にも大勢いる。しかし，12名のバックグラウンドと彼（女）らのMMRに対するスタンスの違いを駆け足で概観するだけでも，MMRコミュニティがいかに多様性に満ちたものであるかがおわかりいただけた

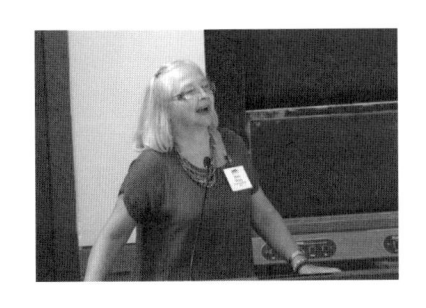

ドナ・マートンズ氏
2014年6月MMIRA第1回ボストン大会にて

だろう。ここに紹介した多くの研究者は，時代の制約から学位取得時にはポスト実証主義のトレーニングを受けている。しかしその後，質的研究がもつ量的研究にはない魅力や力に衝き動かされ，独学でその研鑽を積んでいる。研究対象から距離を置いて中立的立場より研究を行なう者から，研究対象の世界にどっぷりと浸かって研究を行なおうとする者，研究を行なう目的を社会正義や社会変革に求める者までが，互いの差異を越えて共存しているのが現在のMMRコミュニティといえよう。

まとめ

　MMRはいまだ発展段階にあり，MMRコミュニティ内部での見解の相違も多々ある。コミュニティは決して一枚岩ではない。例えば，健康科学に基盤をもつクレスウェルやフェターズは，プラグマティズムのパラダイムから質と量の両方に同等の力点を置こうとするのに対し，社会科学・フェミニズム研究者のヘッセ・バイバーなどは，質的研究に重点を置き，量的研究にはあくまで補足的な役割を付与する立場を採る。つまり，MMRコミュニティ内において，質的・量的アプローチの連続体のようなものが存在し，その中にMMRコミュニティの成員それぞれが，自分の世界観に最も合致した立ち位置を見つけ，研究を実践しているといえる。この連続体における立ち位置の違いによって，何をMMRと定

義し，どのようにMMRを実践し，論文として報告していくかに関する一連の姿勢に差異が存在する。かつてのパラダイム論争期とは異なり，現在のMMRコミュニティは，むしろそのような互いの差異について一つひとつ丁寧に議論していくことに価値を見いだし，その議論の主要な場として *Journal of Mixed Methods Research* が用意されているといえる。

引用文献

Bazeley, P. & Jackson, K.(2013). *Qualitative Data Analysis with NVivo* (2nd ed.). London : SAGE.

Creswell, J.W. & Plano Clark, V.L.(2011). *Designing and Conducting Mixed Methods Research* (2nd ed.). Thousand Oaks, CA : SAGE.

Creswell, J.W.(2014). *Research Design : Qualitative, Quantitative, and Mixed Methods Approaches.* (4th ed.). Thousand Oaks, CA : SAGE.

Creswell, J.W.(2015). *A Concise Introduction to Mixed Methods Research.* Thousand Oaks, CA : SAGE. ／抱井尚子訳(2017). 早わかり混合研究法. ナカニシヤ出版.

Greene, J.C.(2007). *Mixed Methods in Social Inquiry.* San Francisco, CA : Jossey-Bass.

Greene, J.C., Caracelli, V.J., & Graham, W.F.(1989). Toward a conceptual framework for mixed-method evaluation designs. *Educational Evaluation and Policy Analysis, 11*(3), 255-274.

Hesse-Biber, S.N.(2010). *Mixed Methods Research : Merging Theory with Practice.* NY : Guilford Press.

Miller, W.L. & Crabtree, B.F.(1992). Primary care research : A multimethod typology and qualitative road map. In B.F. Crabtree & W.L. Miller(Eds.), *Doing Qualitative Research. Research Methods for Primary Care, vol.3.* Thousand Oaks, CA : SAGE, pp.3-28.

Mertens, D.M.(2010). Divergence and mixed methods. *Journal of Mixed Methods Research, 4*(1), 3-5.

Mertens, D.M.(2014). *Research and Evaluation in Education and Psychology : Integrating Diversity with Quantitative, Qualitative, and Mixed Methods* (4th ed.). Thousand Oaks, CA : SAGE.

Morgan, D.L.(2007). Paradigms lost and pragmatism regained : Methodological implications of combining qualitative and quantitative methods. *Journal of mixed methods research, 1*(1), 48-76.

Morgan, D.L.(2014). *Integrating Qualitative & Quantitative Methods : A Pragmatic Approach.* Thousand Oaks, CA : SAGE.

Morse, J.M. & Niehaus, L.(2009). *Mixed Method Design : Principles and Procedures.* Walnut Creek, CA : Left Coast Press.

Tashakkori, A. & Teddlie, C.(2003). *The SAGE Handbook of Mixed Methods in Social & Behavioral Research.* Thousand Oaks, CA : SAGE.

Tashakkori, A. & Teddlie, C.(2010). *The SAGE Handbook of Mixed Methods in Social & Behavioral Research* (2nd ed.). Thousand Oaks, CA : SAGE.

Teddlie, C. & Tashakkori, A.(2009). *Foundations of Mixed Methods Research : Integrating Quantitative and Qualitative Approaches in the Social and Behavioral Sciences.* Thousand Oaks, CA : SAGE.

第 3 章
混合研究法の歴史的発展と現状

本章の概要

前章では,「混合研究法コミュニティの多様性」をテーマに, 分野を牽引する中心的研究者を紹介した。これにより, 混合研究法 (MMR) コミュニティが現在もなお発展段階にある, 多様性に満ちたものであることがおわかりいただけただろう。本章では, 少々時間を遡り, このMMRコミュニティがどのように誕生し, どのような発展のプロセスを辿り現在に至ったのか, その歴史を振り返ってみたいと思う。

MMRの歴史を振り返ることの重要性

MMRとは何かを理解する上で, 当該研究アプローチの誕生と発展の歴史を知ることは避けては通れないことである。なぜならば, 研究アプローチの評価をめぐる政治性を, 歴史が可視化してくれるからである。かつて科学哲学者のトーマス・クーン (Thomas Kuhn) が, 理論とは科学者共同体によって構築される社会的性質をもつものであることを主張した (Kuhn, 1962／中山訳, 1971)。そして, 今日までの歴史において, 量的研究と質的研究のそれぞれがもつ研究アプローチとしての正当性も, 研究実践を取り巻く時代の中で社会的に決定づけられてきたといえる。知と権力の切り離し得ない関係は, フランスの哲学者ミシェル・フーコー (Michel Foucault) が 20 世紀において我々に問い続けたテーマであった。これは, 特定の研究アプローチが知識構築の方法として正当か否かの

議論にもあてはまるものであろう。そして，この議論に対する答えは決して自明のものでも客観的に判断できるようなものでもなく，権威によって裏づけられた特定の共同体によって社会的に規定されてきたといえる。そして，その背後には，何を知識構築の正当なアプローチとしてみなすかという問いをめぐる政治的な攻防が常に存在する。

MMRは，このような政治的攻防の中で生まれた歴史の産物といえる。もちろん，実践の中で日々問題に直面し，その乗り越えに苦悶する看護学やその他の実践分野の研究者にとって，MMRは単なる歴史の産物以上の価値をもつものでなくてはならない。我々の多くがMMRに期待する質的研究と量的研究の統合が生み出すシナジー効果こそが，当該研究アプローチがもつ真の価値であることはいうまでもない。MMRについてのこの最も重要な点を強調した上で，以下より本章の本題に入りたいと思う。

哲学的前提，方法論，そして方法

MMRの歴史を振り返る上で，認識しておかなければならない諸概念がある。これらは，量的，質的，そしてMMRの三つの研究法コミュニティの特徴を理解する上で不可欠となる，① 哲学的前提，② 方法論，そして③ 方法という基本概念である。

1 | 哲学的前提

研究に着手する際に，研究者が最初に行なわなければならないことに，自身の**哲学的前提**(philosophical assumptions)[1]を明確にするということがある。調査を行なうためになぜ哲学が必要なのかと首をかしげたく

---

[1] しばしば，「パラダイム」(Guba & Lincoln, 1994)または「世界観」(worldview) (Creswell & Plano Clark, 2007)とも呼ばれる。

なる人もいるだろう。しかしながら、科学的探究の論理を支える西洋哲学の伝統に則れば、知識探究において私たちが、「**知識の本質は何か**」(**存在論**, ontology)、「**どのような知識を知り得るのか**」(**認識論**, epistemology)、「**どのように知識は生産され得るのか**」(**方法論**, methodology)といった問いにいかに答えるのかが、研究の目的やデザインを規定する上で重要な鍵を握ることになる。それゆえ、研究に従事する上で、研究者のもつ知識探究への哲学的姿勢が問われることになる。

社会科学において一般的な研究の哲学的前提には、大きく分けて二つある。一つは自然科学の知識構築の方法をモデルとする実証主義的アプローチ (positivistic approach) であり、もう一つは歴史学、哲学、文化人類学といった人文科学の知識構築の方法である解釈的・記述的アプローチ (interpretive／descriptive approach) である (Bryman, 2012；Holloway & Wheeler, 1996／野口監訳, 2006；末田, 2011)。研究における哲学的前提の議論においては、しばしば**パラダイム**ということばが登場する。この概念は、前述したトーマス・クーン (Kuhn, 1962／中山訳, 1971) の古典的名著 *The Structure of Scientific Revolutions* (『科学革命の構造』) によって一躍脚光を浴びた。クーンによると、研究者がどのような問いを立て、その問いがどのように理解され、どのようなデータが収集され、問いに答えるために研究結果はどのように解釈されるべきかを決定するのが科学的パラダイムである。パラダイムは、一定の専門領域において知識探究のために用いられるべき適切な研究法が何であるかについても示唆を与える。このように、特定の概念、理論、前提、信条、価値、原理をもって世界を切り取る枠組みを提供するのがパラダイムの役割である。

2 方法論

次の基本概念として、**方法論** (methodology) がある。これは、「**研究設問** (research question) はどのように立てられ、どのように答えられるべきか」

を特定する，科学的探究へのアプローチとおおまかに定義することができる (Teddlie & Tashakkori, 2009, p.21)。方法論に関連する事柄として，前述した哲学的世界観への配慮，デザインの選択，サンプリングの論理，データ収集・分析の戦略，推論を展開する上でのガイドライン，そして，研究結果の質を評価するための規準がある。具体的な方法論的アプローチとしては，エスノグラフィー，実験，グラウンデッド・セオリー，会話分析，談話分析などが挙げられ，MMRもその一つである。また，日本で生まれ発展してきたPAC (Personal Attitude Construct；個人別態度構造) 分析[2]，文化心理学に依拠する方法論として近年その関心が世界的に高まっている複線経路・等至性アプローチ (Trajectory Equifinality Approach；TEA)[3] も方法論の例である。

3 方法

三つめの**方法** (method) とは，調査実施において用いられるデータ収集・分析の具体的な戦略や手続きを指し，サンプリング方法 (例えば，単純無作為抽出法や合目的的サンプリング法)，データ収集方法 (例えば，質問紙法やインタビュー法)，データ分析 (例えば，統計分析，テーマ分析，継続的比較分析，内容分析)，および調査結果の解釈方法などが挙げられる (Teddlie & Tashakkori, 2009)。どの研究方法を使用するかは，研究者のもつ研究目的，およびこれに基づいて選択された方法論全体によって決まる。

量的研究と質的研究

一般的に**量的研究** (quantitative research) と**質的研究** (qualitative research) の間には，両者のもつ研究の目的，調査参加者のサンプリング

---

[2] 内藤哲雄 (2002). PAC分析実施法入門―「個」を科学する新技法への招待 (改訂版). ナカニシヤ出版.
[3] 安田裕子, サトウタツヤ (2012). TEMでわかる人生の径路―質的研究の新展開. 誠信書房.

方法，データ収集および分析の方法，結果報告の方法，調査者と調査参加者の関係，そして研究結果の評価規準において，具体的な違いがあるとされる。

量的研究の特徴として，しばしば次の事柄が挙げられる。それらは，① 研究の目的が主に**仮説検証**にあること，② **無作為抽出法**により得られたできるだけ多くの人々を調査対象者とすること，③ **質問紙調査**または**実験**によって**数量的データ**を収集し，統計的分析を施した上で結果を数値として報告すること，④ 研究結果の客観性を担保するために，調査者と調査参加者の間にはできるだけ距離を置くこと，そして，⑤ 研究結果の評価には**妥当性**(validity)[4]，**信頼性**(reliability)[5]，および**一般化可能性**(generalizability)[6]といった規準を用いること，などである。

対照的に質的研究アプローチの特徴としては，① 研究の目的が主に**仮説生成**，現象の記述や理解，または意味の探究にあること，② **研究設問**に対し豊かな情報を提供し得る比較的少数の調査参加者を**合目的的サンプリング**(purposive sampling)によって抽出すること，③ **インタビュー調査**や**観察**によって得られた**記述データ**を非数量的に分析し，そこから導出された現象に関する特定のパタンや生成された仮説，現象に関する濃密な記述，または調査参加者のもつ意味世界の解釈という形で最終的に報告すること，④ 調査者と調査参加者の関係は，知識構築のパートナーとして積極的に関わり合う関係として位置づけること，そして，⑤ 研究結果を評価する上で，**信用性**(trustworthiness)[7]，**真実性**(authenticity)[8]，**転用可能性**(transferability)[9]といった，量的研究の規

---

[4] 研究結果の正確性や有効性を示す，量的研究の評価規準。なお，測定における尺度の妥当性は，実際に測定しようと調査者が意図した概念を尺度が測っているかどうかを示す規準。
[5] 測定された数値にどれだけ安定性，一貫性があるかを示す，量的研究の評価規準。
[6] 研究結果が，ある特定の状況を越えてどれだけ一般化できるかという，量的研究の評価規準。
[7] 研究結果がどれだけ信用に値するかを示す，質的研究の評価規準。
[8] 研究結果が，社会的公正を達成する上でどれだけの政治的影響力をもつかを示す，質的研究独特の評価規準。
[9] 調査で得られた知見が異なる文脈においても適用可能かを問う，質的研究の評価規準。

準とは異なる独自の規準を用いること(抱井, 2011b),などが挙げられる。

二つの研究アプローチは,拠って立つ哲学的前提またはパラダイムが違うという見解もある。これは,量的研究と質的研究がもつ存在論,認識論には相容れないものがあるという,二分法的な考え方である。しかしながら,先述したように,データが数量的であるか記述的であるかの違いをパラダイムや世界観の違いに直結して議論することは,必ずしも妥当とはいえない。アラン・ブライマン(Alan Bryman)(Bryman, 2012)は,二つの研究アプローチの特徴を単純に二分法的に理解することには問題があり,例えば,質問紙法であっても調査対象者のもつ意味の世界を探究することは可能であり,一方,質的研究の代表的データ収集戦略である参与観察法を用いても仮説検証を行なうことが可能であると,多数の研究事例を挙げて議論している。そして,例として,調査参加者の「人生における重要なライフイベント」への意味づけを質問紙調査法によって明らかにした1970年代のブラウン(George Brown)とハリス(Tirril Harris)による研究や,参与観察法を用いて「認知的不協和」[10]理論の検証を行なったフェスティンガー(Leon Festinger)らによるカルト集団に関する古典的研究[11]をここに挙げている。

以上のように,量的・質的研究アプローチ間の差異と関係をどのように捉えるかについては研究者の間に多様な見解があることが見て取れる。そして,この多様性がMMRへのさまざまな評価を生み出す結果となっている。したがって,MMRの歴史的発展の経緯を理解するためには,量的研究と質的研究のそれぞれのアプローチがこれまで研究法の歴史においてどのような発展を遂げ,MMRの誕生に至ったのかを把握

---

[10] 自己の中にある矛盾する態度,信条,行動に起因する不快感を解消するために,個人は不合理な行動をとったり意見をもったりするという,レオン・フェスティンガーらによって提唱された社会心理学理論。
[11] 調査者が,研究対象者であるカルト集団のメンバーの同意を得ずに内部に潜入してデータ収集を行なった点では,研究倫理上は問題のある研究である。

する必要がある。そこで以下では，研究法の歴史的発展経緯について概観する。

研究法の歴史的発展経緯

研究法の歴史的発展経緯は，科学思想の発展の歴史と密接な関係がある。テドリーとジョンソン (Teddlie & Johnson, 2009a) は，人間科学研究における研究法の歴史的発展段階を，古代，中世，16世紀から18世紀の科学革命期，19世紀から20世紀初期の社会科学・行動科学の出現期，20世紀初頭の実証主義台頭期，20世紀中盤のポスト実証主義出現期，1970年代から1990年代のポスト実証主義と構成主義の間のパラダイム論争期，そして1990年代から現在までのMMR発展期の八つに分けて論じている。紙幅の制限からこれら八つの段階すべてについて詳細な議論を紹介することは難しいため，ここではテドリーとジョンソン (Teddlie & Johnson, 2009b) に依拠し，MMRにとって特に重要である20世紀中盤以降の研究法発展の歴史を振り返ってみたい。

1 | 20世紀中盤

20世紀中盤とは，第二次世界大戦から1970年代までを指す。この時代は，後づけの理由により誤った結論を導き出す可能性がある**帰納法**[12]の問題の乗り越えとして，**仮説演繹法**[13]と**反証主義**[14]が科学的研究の中心を支えていた。したがって，実験または準実験デザインを用いた**因果関係**を明らかにする研究や，変数間の関係を説明する**相関研究**などが盛んに行なわれていた。その一方で，1950年代・1960年代を

---

[12] 観察・実験を通して集めた個々の経験的事実，つまり個別的・特殊的事例から，それらに共通する一般的・普遍的な法則を導き出す推論方法。
[13] 論理的推論によって，普遍的原理から個別の事柄を導く方法。
[14] 真理は暫定的事実にすぎないという前提に立って，科学は観察に基づいた論理を通して理論の誤りを実証するべきとする考え方。

通して実証主義に対する批判が次第に高まり、これに代わるものとして、ポスト実証主義の考え方が社会科学の領域で次第に支持されるようになっていった。ポスト実証主義とは、広義には実証主義に代わるパラダイムという意味で使われ、狭義には実証主義の知的伝統を受け継ぐ、当該パラダイムの修正版という意味で使われる。哲学の分野ではポスト実証主義という用語は広義の意味において理解され、社会科学においては、量的研究を支える主な哲学的基盤という認識が一般的である。

仮説演繹法と反証主義が科学的研究の中心であったこの時代は、多くの量的研究者を既存の理論の検証に向かわせ、新たな仮説や理論の発見や生成がなされにくい風潮をつくり上げていた。これに反発するように、質的研究者たちは、帰納法による研究アプローチを自身の研究の基本的方向性として位置づけるようになっていった。中でもバーニー・グレイザーとアンセルム・ストラウスの二人の社会学者が考案した、データに根ざした理論構築をめざす帰納的な研究法である**グラウンデッド・セオリー (grounded theory)**[15]は、これまで主に口承によって伝えられてきた質的研究法を、データ収集と分析の方法に関する体系的なガイドラインとしてつくり上げたものであった (Charmaz, 2006／抱井、末田監訳, 2008)。

また、この時代には、MMRの起源ともいえるキャンベルとフィスク (Campbell & Fiske, 1959) による心理測定尺度の妥当性を検証するための「多特性・多方法マトリックス」が考案された。これは複数の方法を用いて収集した数量的データによる同一研究パラダイム内におけるトライアンギュレーション[16]である。この多特性・多方法マトリックスは、後に現われるポスト実証主義と構成主義の異なる研究パラダイムのハイブリッ

---

[15] Glaser, B.G. & Strauss, A.L. (1967). *The Discovery of Grounded Theory*. Chicago: Aldine.／後藤隆、水野節夫、大出春江訳 (1996). データ対話型理論の発見―調査からいかに理論をうみだすか. 新曜社.
[16] トライアンギュレーションとは、「研究者、理論、方法に関して、ひとつの視点に固守することなく、複眼的にさまざまな視点からデータを収集し考察すること」(久保田, 2011, pp.220-221) と定義することができる。

ドである MMR への道筋をつけたともいえる。その他にも，前述したレオン・フェスティンガーらによるカルト集団研究，ソロモン・アッシュ (Solomon Asch) による同調実験，フィリップ・ジンバルドー (Philip Zimbardo) のスタンフォード監獄実験などの著名な社会心理学研究が，MMRのアプローチを用いた研究例として挙げられる[17]。

2 | 1970年代から1990年代

次の1970年代から1990年代を象徴する出来事は，ポスト実証主義を背景とする量的研究者と構成主義を背景とする質的研究者との間で展開された，いわゆる**パラダイム論争**である。ポスト実証主義が実証主義のもつ明らかな問題点の修正を試みたとはいえ，時代はさらに新しいパラダイムを求めて動き出していた。そこに登場してきたのが構成(構築)主義であった。これは，リアリティ(現実)が個人と社会の相互作用によって構築されるとする哲学的立場である。この立場は，研究における研究者の価値中立性を否定し，哲学者のウィルヘルム・ディルタイ (Wilhelm Dilthey) や社会学者のマックス・ウェーバー (Max Weber) らが主張したような研究対象への共感的理解を求める。構成主義とポスト実証主義は，存在論，認識論，そして方法論において異なる立場を採る(**表1**)。

「量的−質的」論争と呼ばれたパラダイム論争は，研究の方法 (method) をめぐるバトルというよりは，ポスト実証主義と構成主義との間の，人間研究における方法論 (methodology) としての優劣をめぐるバトルであったといえる(抱井, 2014)。量的研究と質的研究を研究の方法として捉えた場合，両者の混合は矛盾なく可能となる。しかしながら，二つを研究方法論として捉えるのであれば，両者は研究者のもつ「知識」に関する哲学的前提から問われることとなる(抱井, 2011a)。したがって，単一研究において量的研究と質的研究を統合することは，ポスト実証主義と構成

---

[17] 詳細は，Maxwell & Loomis (2003) を参照されたい。

表1 ポスト実証主義と構成主義の哲学的前提の比較

	ポスト実証主義	構成主義
存在論	調査する側の視点と独立して、一つの「客観的リアリティ」が存在する。そのため研究者の使命は、その客観的リアリティを発見するところにある。	リアリティは社会的に構成される。したがって、人にはそれぞれ異なるリアリティが存在する。研究者の使命はリアリティを「発見」するのではなく、社会的に構成された複数のリアリティの「意味解釈」をするものである。
認識論	研究の対象と研究者は完全に独立した存在であるとされる。研究者の理論、仮説、これまでの知識が対象の観察に影響を与えると認めた上で、より「客観的」になろうとする態度を重視する。	研究者と研究対象者は互いに影響し合う関係にある。したがって、研究者はより人間相互間の関係（敬意をもって交渉された、相互に学び合う関係）を重視した中でデータを収集する。
方法論	自然科学の実験法（「客観性」を重視した厳格なデータ収集と分析）を社会科学にあてはめようとする。人間を対象とする社会科学では、被験者の無作為割付の難しさなどから自然科学的な純粋な実験は不可能であるため、準実験計画法を使って実験を行なう。質的研究法もこのパラダイムで使用できないわけではないが、量的研究法が一般的な研究方法である。	調査的面接、観察、文書分析などがこのパラダイムの枠組みにおける典型的な調査方法で、次のような特徴をもつ。① 複数のデータ源から情報を時間をかけて収集し、② 調査中、尋ねる質問が時間の経過とともに変化することを許容し（プロセス重視）、③ 調査対象の文脈に関する情報を詳細に報告し（調査対象者と取り巻く環境を包括的に把握）、④ 調査対象者の視点から、ある事柄を説明・理解することを調査の目的とする。

Mertens (1998, pp.9-15) をもとに筆者が作成

主義という哲学的立場を一緒くたにすることとなり、矛盾に満ちたものになってしまう。この主張は、エゴン・グーバやイボナ・リンカンをはじめとする質的研究者側から提出された両立不可能性論と呼ばれるものであり、これが1970年代から1990年代を通して展開したパラダイム論争を支え、MMRの発展を阻んできたといえる。

　MMRを支持する研究者たちは、パラダイム論争がもたらした「量的研究」対「質的研究」という二項対立的な構図を否定し、二つの研究アプローチは連続体 (continuum) の中にあり、その中間にMMRが位置する

と主張する(Teddlie & Tashakkori, 2009)。また，両立不可能性論に対抗するものとして，「**両立可能性論 (compatibility thesis)**」がハウ(Howe, 1988)によって提出され，この立場はチャールズ・サンダース・パース(Charles Sanders Peirce)，ウィリアム・ジェームズ(William James)，そしてジョン・デューイ(John Dewey)といった米国の思想家たちによって確立された**プラグマティズム (pragmatism)**をその哲学的基盤としている。プラグマティズムの思想の核には結果における「有用性」を何よりも重視する姿勢があり，結果における有用性が認められる限り二者択一の選択を拒否する。この哲学的思想を背景に，MMRの支持者たちは量的研究と質的研究を統合することの両立不可能性論を乗り越えようとした。

また，このころになると，研究におけるトライアンギュレーションという考えがさらに広く注目されるようになり，その目的で行なわれるMMRのプロジェクトが，教育評価研究を中心に増え始めていった。これを受けて，ジェニファー・グリーンとその共同研究者(Greene, Caracelli, & Graham, 1989)はMMRアプローチを用いた57の混合型研究を同定し，それらの研究の特徴と混合の目的を分類している。そして，この論文は，MMRの歴史の始まりを告げる画期的な業績として位置づけられることとなる(抱井，2014)。

3 │ 1990年から現在

1990年以降，MMRは，「第三の研究アプローチ」として独自のフィールドを着々と築き上げてきた。そして，その過程において，MMRコミュニティと，質的・量的研究コミュニティそれぞれとの対話がこれまで以上に活発化していった(Teddlie & Tashakkori, 2009)。

例えば，MMRコミュニティは，実験研究を用いた因果関係の検証こそが科学的研究の要件と主張する量的研究コミュニティに対して，因果関係のような複雑な現象の解明にこそ質的研究が威力を発揮するの

であり，質的研究と量的研究を統合した MMR は因果関係の探究に非常に適したアプローチであると反論している (Maxwell, 2004)。一方，MMR が質的研究に従属的な役割を付与しているという質的研究コミュニティからの批判 (Howe, 2004) に対しては，質的・量的研究が MMR において等しく重視されていることを確認するとともに，質的研究がいかに MMR の拡張に貢献してきたかを強調している (Creswell, Shope, Plano Clark, & Green, 2006)。そして，そもそも質的研究は探索的で量的研究は実験的または確証的役割を担うといった二分法的な分類にこそ問題があるという指摘を，繰り返し行なってきている (Teddlie & Tashakkori, 2009)。

21世紀を迎えた現在，科学的研究のあり方をめぐる議論の振り子が再び保守的な方向に大きく振れているのは第1章で述べたとおりである (Denzin & Giardina, 2006 ; House, 2006 ; Lincoln & Cannella, 2004)。この件に関し，質的研究の文献においてしばしば引き合いに出されるのがジョージ・W・ブッシュ米国大統領統治下において 2001 年に可決され，2002 年に施行された「落ちこぼれをつくらないための初等・中等教育法」(No Child Left Behind ; NCLB) である。この教育法の施行によって注目されることとなったのが，「**科学に基づく研究 (scientifically based research ; SBR)**」という概念である。SBR は，教育政策研究におけるあらゆる研究の価値を認めるとしつつも，因果関係の探究を目的とする無作為化比較試験 (randomized controlled trial ; RCT)[18]を研究における「究極の判断基準」("gold standard") とし，これに該当しない研究は科学的研究として認めないという新たな科学主義を生み出した。米国における SBR 運動の背景には，1990 年代初頭に英国の医学界で始まった，エビデンスに基づく保険医療改革がある。これまで幾多の研究がなされても一向に子どもの学力向上に結びつかなかったことから，エビデンスに基づき実績を積み上げ

---

[18] 実験の対象者を実験群と統制群に無作為に割り当て，実験群にのみ介入を施した上で両者を比較し，効果の検証を行なう実験のこと。

てきた医療研究の臨床実験モデルを教育研究にも導入しようというのが，NCLB施行の狙いであった。質的研究者からは「方法論的原理主義」(House, 2006)と批判されるこのSBRの風潮は，医療を取り巻く環境において，「ケア(care)よりキュア(cure)」や「医療費削減」を求める世論によって後押しされているとの指摘もある(Morse, 2006)。

2000年以降のSBR運動を背景に，近年は，これまでMMRに対し距離を置いてきた質的研究者たちが積極的にMMRコミュニティに加わり，質的研究主導型MMRという新たな活路を見いだしている様子がうかがえる。質的研究主導型MMRは，MMRがポスト実証主義の延長にすぎないという質的研究者の批判(例えば，Freshwater, 2007 ; Giddings, 2006 ; Howe, 2004)を払拭することにも貢献している。このアプローチには，質的・量的研究の価値を等しく認めた上で，質的研究に中心的な役割を付与するという特徴がある(Hesse-Biber, 2010)。

知識構築の方法論をめぐる政治的現実がいかなるものであろうと，看護をはじめとする実践分野の研究においては，目の前に横たわる問題の解決こそが最重要課題であろう。その点において，複数の方法を用いた現象の多面的解明を志向することは非常に理にかなっている。したがって，そのような解明を支援するMMRを看護／保健医療研究において積極的に採り入れることも，自ずと理にかなっているということになる。特に，全人的存在としての患者と対峙することを求められる看護従事者が，研究を実施する上で，研究対象となる人々の内なる世界の深い理解を志向する質的研究主導型MMRに価値を見いだすことは(例えば，Morse, 2008 ; 2014 ; Freshwater, 2006 ; Mason, 2006)，至極合点がいくことである。

まとめ

　以上がMMRの歴史的発展と現状の概要である。冒頭でも触れたように，研究法が発展するプロセスには，知識の正当性をめぐる政治的攻防が見え隠れする。*Qualitative Health Research*(SAGE)をはじめ，多くの質的研究専門学術雑誌が出版されるようになった1990年代は，研究アプローチの多様性を積極的に受容しようとする気運が高まった10年間であった。しかし，21世紀の到来とともに，再びその振り子が逆戻りするような状況が訪れた。アーネスト・ハウス(Ernest R. House)(2006)は，彼が「方法論的原理主義」と呼ぶ昨今の研究法を取り巻く風潮の根源が，多様性を排除しようとするブッシュ政権の新原理主義政策にあると主張している。

　このような時代だからこそ，MMRが果たすべき役割は大きい。MMRはもともと質的研究と量的研究のハイブリッドとして生まれたものであり，MMRそのものがいわば多様性を具現化したような研究アプローチである。古代ギリシャの哲学者アリストテレスによる「全体は部分の総和に勝る」という名言がある。これは，質的・量的研究のそれぞれの強みを活かし，それぞれの弱点を補い合うことでシナジー効果を実現しようとするMMRの核心をつくことばである。MMRを用いる者には，研究実践を通してこのシナジー効果を実証し，方法論的多様性がもつ可能性を世に訴える使命があるだろう。これを果たす上で，妥当性・信用性の高い研究結果を生み出すことのできるMMRの具体的な実践のあり方について，今後も丁寧な議論を継続することが求められる。

引用文献

Bryman, A. (2012). *Social Research Methods* (4th ed.). NY : Oxford University Press.
Campbell, D.T. & Fiske, D.W. (1959). Convergent and discriminant validation by the multitrait-multimethod

matrix. *Psychological Bulletin*, 56(2), 81-105.
Charmaz, K.(2006). *Constructing Grounded Theory : A Practical Guide through Qualitative Analysis*. London : SAGE. ／抱井尚子, 末田清子監訳(2008). グラウンデッド・セオリーの構築――社会構成主義からの挑戦. ナカニシヤ出版.
Creswell, J.W. & Plano Clark, V.L.(2007). *Designing and Conducting Mixed Methods Research*. Thousand Oaks, CA : SAGE.
Creswell, J.W., Shope, R., Plano Clark, V.L., & Green, D.O.(2006). How interpretive qualitative research extends mixed methods research. *Research in the Schools*, 13(1), 1-11.
Denzin, N.K. & Giardina, M.D.(2006). Introduction : Qualitative inquiry and the conservative challenge. In N.K. Denzin & M.D. Giardina(Eds.), *Qualitative Inquiry and the Conservative Challenge*. Walnut Creek, CA : Left Coast Press, pp.ix-xxxi
Freshwater, D.(2006). Integrating mixed-methods research into healthcare. *Journal of Research in Nursing*, 11(3), 179-181.
Freshwater, D.(2007). Reading mixed methods research : Contexts for criticism. *Journal of Mixed Methods Research*, 1(2), 134-146.
Giddings, L.S.(2006). Mixed-methods research : Positivism dressed in drag?. *Journal of Research in Nursing*, 11(3), 195-203.
Glaser, B.G. & Strauss, A.L.(1967). *The Discovery of Grounded Theory*. Chicago : Aldine. ／後藤隆, 水野節夫, 大出春江訳(1996). データ対話型理論の発見――調査からいかに理論をうみだすか. 新曜社.
Greene, J.C., Caracelli, V.J., & Graham, W.F.(1989). Toward a conceptual framework for mixed-method evaluation designs. *Educational Evaluation and Policy Analysis*, 11(3), 255-274.
Guba, E.G. & Lincoln, Y.S.(1994). Competing paradigms in qualitative research. In N.K. Denzin & Y.S. Lincoln(Eds.), *The SAGE Handbook of Qualitative Research*. Thousand Oaks, CA : SAGE, pp.105-117.
Hesse-Biber, S.N.(2010). *Mixed Methods Research : Merging Theory with Practice*. NY : Guilford Press.
Holloway, I. & Wheeler, S.(1996). *Qualitative Research for Nurses*. Oxford : Blackwell. ／野口美和子監訳(2006). ナースのための質的研究入門――研究方法から論文作成まで, 第2版. 医学書院.
House, E.R.(2006). Methodological fundamentalism and the quest for control(s). In N.K. Denzin & M.D. Giardina(Eds.), *Qualitative Inquiry and the Conservative Challenge*. Walnut Creek, CA : Left Coast Press, pp.93-108.
Howe, K.R.(1988). Against the quantitative-qualitative incompatibility thesis or dogmas die hard. *Educational Researcher*, 17(8), 10-16.
抱井尚子(2011a). 第3章 科学的・社会的営為としての研究.(末田清子, 抱井尚子, 田崎勝也, 猿橋順子編著), コミュニケーション研究法. ナカニシヤ出版, pp.18-27.
抱井尚子(2011b). 第11章 質的研究の概要.(末田清子, 抱井尚子, 田崎勝也, 猿橋順子編著), コミュニケーション研究法. ナカニシヤ出版, pp.131-141.
抱井尚子(2014). Mixed Methods Research の新たなる幕開け. 看護研究, 47(3), 183-193.
久保田真弓(2011). 第17章 アクションリサーチ.(末田清子, 抱井尚子, 田崎勝也, 猿橋順子編著), コミュニケーション研究法. ナカニシヤ出版, pp.214-225.
Kuhn, T.(1962). *The Structure of Scientific Revolutions*. Chicago, IL : The University of Chicago Press. ／中山茂訳(1971). 科学革命の構造. みすず書房.
Lincoln, Y.S. & Cannella, G.S.(2004). Dangerous discourses : Methodological conservatism and governmental regimes of truth. *Qualitative Inquiry*, 10(1), 5-14.
Mason, J.(2006). Mixing methods in a qualitatively driven way. *Qualitative Research*, 6(1), 9-25.
Maxwell, J.(2004). Causal explanation, qualitative research, and scientific inquiry in education. *Educational Researcher*, 33(2), 3-11.
Maxwell, J. & Loomis, D.(2003). Mixed methods design : An alternative approach. In A. Tashakkori & C. Teddlie(Eds.), *The SAGE Handbook of Mixed Methods in the Social and Behavioral Sciences*. Thousand Oaks, CA : SAGE, pp.241-271.
Mertens, D.M.(1998). *Research Methods in Education and Psychology*. Thousand Oaks, CA: Sage.
Morse, J.M.(2006). The politics of evidence. In N.K. Denzin & M.D. Giardina(Eds.), *Qualitative Inquiry and the Conservative Challenge*. Walnut Creek, CA : Left Coast Press, pp.57-77.
Morse, J.M.(2008). Serving two masters : The qualitatively-driven, mixed-method proposal. *Qualitative Health Research*, 18(12), 1607-1608.

Morse, J.M. (2014, June). Why do mixed methods matter?. Keynote speech presented at the 1st Mixed Methods International Research Association. Boston, U.S.A.

内藤哲雄 (2002). PAC 分析実施法入門―「個」を科学する新技法への招待. 改訂版. ナカニシヤ出版.

末田清子 (2011). コミュニケーション研究のアプローチ. (末田清子, 抱井尚子, 田崎勝也, 猿橋順子編著), コミュニケーション研究法. ナカニシヤ出版. pp.9-17.

Teddlie, C. & Johnson, R.B. (2009a). Methodological thought before the 20th century. In C. Teddlie & A. Tashakkori (Eds.), *Foundations of Mixed Methods Research : Integrating Quantitative and Qualitative Approaches in the Social and Behavioral Sciences*. Thousand Oaks, CA : SAGE, pp.40-61.

Teddlie, C. & Johnson, R.B. (2009b). Methodological thought since the 20th century. In C. Teddlie & A. Tashakkori (Eds.), *Foundations of Mixed Methods Research : Integrating Quantitative and Qualitative Approaches in the Social and Behavioral Sciences*. Thousand Oaks, CA : SAGE, pp.62-82.

Teddlie, C. & Tashakkori, A. (2009). *Foundations of Mixed Methods Research : Integrating Quantitative and Qualitative Approaches in the Social and Behavioral Sciences*. Thousand Oaks, CA : SAGE.

安田裕子, サトウタツヤ (2012). TEM でわかる人生の径路―質的研究の新展開. 誠信書房.

第4章
混合研究法の手続き(その1)

> **本章の概要**
>
> 　前章では、混合研究法(MMR)の誕生から現在に至るまでの背景情報を、要点を絞って提供した。本章からはいよいよ、話題をMMRの手続きに移していく。本章と続く第5章において、当該研究アプローチ独特の調査の進め方について概観したいと思う。本章ではまず、MMRの定義と特徴、研究目的、研究設問、サンプリングについて取り上げることとする。

MMR独特の研究手続きを理解する重要性

　MMRは、複雑な現象の解明にこそ利用すべき研究アプローチである。MMRは時間とコストのかかるものであるため、比較的単純な現象の解明であれば、その利用はお勧めしない。ただ、ひとたびMMRを用いると決めたからには、当該研究法だからこそ達成可能な研究目的はどのようなもので、そこに至るために必要な研究手続きとはどのようなものであるかを、しっかりと理解しておく必要がある。そして、質的研究と量的研究の両方を実践する能力を備えていることが求められる。もちろん、MMRを用いた混合型研究をチームで分担して行なうのであれば、一人ひとりの研究者が両方の研究法に関してエキスパートである必要はない。とはいえ、パラダイムを越えて円滑なコミュニケーションを可能にするためには、最低限の基礎知識はお互い身につけている必要がある。

その共有すべき基礎知識が，MMRならではの研究目的，研究設問，サンプリング，研究デザイン，および質的・量的アプローチの統合方法といった，研究手続きに関する知識である。

MMRの定義と特徴

MMRの研究手続きについて議論する前に，まずはMMRの定義と特徴について改めてここに提示したいと思う。ただし，発展段階にあるMMRにおいては，その定義についても研究者によってまちまちである (Johnson, Onwuegbuzie, & Turner, 2007)。したがってここでは，とりあえずクレスウェルとプラノ・クラーク (Creswell & Plano Clark, 2007) によるMMRの代表的な定義を下記に示すことにする。

MMRとは哲学的前提および調査方法を兼ね備えた研究デザインの一形態である。方法論 (methodology) として，研究プロセスの多くの段階において質的・量的アプローチのデータ収集，分析，および混合の方向性を導く哲学的前提を備え，方法 (method) として，単一もしくは一連の研究において，質的・量的両方のデータを収集，分析，統合することに焦点を当てる。MMRがもつ重要な前提は，*量的・質的アプローチを組み合わせて使用することで，どちらか一方の研究アプローチを使用したときよりも研究課題に関するよりよい理解が得られるというものである*。(p.5, 筆者訳，傍点と斜体は筆者による強調)

上記の定義で特筆すべき点は，MMRを哲学的前提という抽象的側面と，研究方法という具体的側面の両方をもち合わせるものとして捉えている点である。前者の視点からみればMMRは方法論またはメソドロジーであり，後者の視点からみればこれは方法またはメソッドである。どちらの視点を重視するかは研究者によって温度差があるが，クレスウェ

ルはMMRをメソッドと捉える見方を強調している(Creswell, 2015)。

MMRの定義に関しては現時点で統一的見解が存在しないものの,その特徴については多くの研究者の間で認識が共有されている。例えば,クレスウェル(Creswell, 2015／抱井訳, 2017)によると,MMRにおいて「核」となる特徴は,①量的・質的データ[1]を収集・分析する点,②厳密な[2]量的・質的研究法を使用する点,③MMRデザインに基づきデータを統合[3]する点,そして,④場合によっては哲学的・理論的枠組み[4]を利用する点である。

研究目的と研究設問

研究目的と研究設問の関係は,例えるならば親子関係のようなものである。つまり,親である研究目的から子である研究設問は生まれるのであり,逆は成り立たない。したがって,ひとたび研究目的が定まれば,それをもとに研究設問を立てることが可能となる。

研究設問 (research question) は,研究の目的を果たすために必要となる具体的な研究上の問いであり,常に疑問文の形で提示される。MMRにおいて研究設問は,用いられる研究デザイン,サンプルサイズ,サンプリング法,データ収集に用いる尺度,そして分析方法など,混合型研究におけるあらゆる要素を規定するという意味で,非常に重要なも

---

[1] 混合(統合)するデータは必ずしも数量的データと記述的データの異なるタイプのデータである必要はないというスタンス(例えば,Morse & Niehouse, 2009)とは,一線を画すものとなっている。
[2] 研究の厳密性は,研究デザイン,研究倫理,サンプリング,サンプルサイズ,収集するデータのタイプ,データ収集に用いる道具(例えば,観察チェックリスト,尺度,インタビューガイド,プロトコールなど),データ分析の最初に行なうデータベースの体系化やデータのクリーニング,データの統計的分析やテーマ分析,妥当性・信頼性の確立といった,多岐にわたる項目において評価される(Creswell, 2015／抱井訳, 2017)。
[3] 一つの研究プロジェクトの中で,質的研究と量的研究の二つの研究を実施したからといって,それは必ずしもMMRを用いた研究とはいえない。二つの研究法が統合されて初めて,MMRを用いた研究と呼ぶに値する。
[4] 米国の哲学的伝統の一つであるプラグマティズム(e.g., Howe, 1988 ; Johnson & Onwuegbuzie, 2004 ; Morgan, 2007 ; Tashakkori & Teddlie, 1998 ; 2003)や,研究を通して社会的弱者の地位向上をめざすことを明示する,変革のパラダイム(Mertens, 2003 ; 2007 ; 2010)などが,これらの枠組みの例として挙げられる。

のといえる(Onwuegbuzie & Leech, 2006)。また、MMRがもつ実用主義の姿勢は、研究設問を何よりも優先されるべきものとして位置づける。そのため、MMRは、質的研究と量的研究を混合することの可否を問う存在論的・認識論的論争に対して距離を置く(Bryman, 2006a ; Teddlie & Tashakkori, 2009)。

MMRには、それに適した**研究目的**(research purpose)がある。グリーンとその共同研究者(Greene, Caracelli, & Graham, 1989)による混合型研究の類型に関する古典的文献では、当該研究アプローチを用いる目的として、① **トライアンギュレーション**(triangulation)、② **補完**(complementarity)、③ **発展**(development)、④ **イニシエーション**(initiation)、そして⑤ **拡張**(expansion)の五つが挙げられている[5]。これらの目的の具体的な内容は、混合型研究を実践する際に、複数の手法により得られたデータの分析結果が収斂するかを確認すること(トライアンギュレーション)、複数の方法により得られたデータの分析結果により、全体的な結果の解釈や導出された推論をより精緻化すること(補完)、一つの方法により収集した分析結果をもとに、もう一方のデータを発展させること(発展)[6]、複数の方法により得られたデータの分析結果が収斂しないことをきっかけとして、現象の複雑性・多面性に積極的に考察のメスを入れること(イニシエーション)、そして、研究の幅に広がりをもたせるために、異なる対象(例えば、患者と医療従事者)に異なる方法を用いて迫ること(拡張)である。

MMRの研究設問は、このような研究目的に基づいて立てられる。以下では、混合型研究において研究設問をどのように立てるのかについて簡単に紹介する。

---

5 ブライマン(Bryman, 2006b)は、MMRを用いる目的をさらに細分化し、16の項目を挙げている。
6 これは必然的に順次デザインということになる。具体的な例としては、説明的順次デザインにおいて、先行の量的研究部分の結果に基づき、続く質的研究部分の調査参加者が選択される(サンプリング)場合や、探索的順次デザインにおいて、質的研究部分の結果に基づき、続く量的研究において検証する仮説を決定したり、尺度を開発したりする場合が挙げられる。デザインに関するより詳細な議論は、第5章で取り上げる。

実はこれまで，研究設問の立て方についての具体的議論はそれほど活発に行なわれてこなかった。理由として，質的または量的研究法のみを用いる単一メソッドにはない，研究設問を立てる上での難しさがMMRにはあることが挙げられる。これは，MMRの研究設問が，質的研究と量的研究の二つの研究設問の要素を統合したものであることに起因する。

　一般的に研究には二つのアプローチがある。一つは，新しい知の構築をめざす研究アプローチである。これは**仮説構築(生成)型研究**(hypothesis-generating study)と呼ばれ，主として質的研究法を用いて実施される。もう一つは，あらかじめ概念・命題・仮説を明確化し，実際に収集したデータによって仮説を検証する**仮説演繹型研究**(hypothesis-testing study)であり，主として量的研究法によって行なわれる。混合型研究においては，しばしば，特定の研究目的のもと，発見的機能をもつ質的研究設問と確認的機能をもつ量的研究設問(一般的には仮説)[7]の両方を一つの研究(もしくは複数の段階をもつ多層的研究)の中で立てることになる。そして，それだけにとどまらず，質的研究と量的研究のそれぞれの研究設問(または仮説)の橋渡しをする，混合型研究の研究設問を併せて用意する必要がある。

　混合型研究の研究設問をどのように立てるかについては，これまで複数のアプローチが提案されている。以下に代表的な例を挙げる。

　テドリーとタシャコリ(Teddlie & Tashakkori, 2009, p.133)は，最初に混合型研究の研究設問(二つのデータを統合して初めて明らかとなる，「メタ推論」に関する設問)を立て，下位設問として質的・量的研究のそれぞれの研究設問を用意するというアプローチを推奨している。具体的な研究設問の例は，以下のとおりである。

---

[7] テドリーとタシャコリ(Teddlie & Tashakkori, 2009, p.130)は，「仮説」を，「量的研究の研究設問の特殊な形態」と位置づけている。研究設問と仮説の違いは，前者が開かれた「質問」であるのに対し，後者が研究者による「予測」の形を採る点である。

混合型研究設問「治療法XがグループAとグループBの行動と認識に与える効果は何か」

・量的研究設問
　→「変数Yと変数Zにおいて，グループAとグループBは異なるのか」
・質的研究設問
　→(1)「グループAとグループBの調査参加者がもつ治療法Xに対する認識と解釈はどのようなものか」
　　(2)「治療法Xが二つのグループに異なる効果をもたらすのはなぜか」

　上記の研究設問から，このデザインが介入実験デザイン(埋め込みの一形態)(詳細は第5章を参照)になっていることがわかる。つまり，治療法Xの効果検証を目的とする主となる量的研究の中に，両群の数量的比較だけでは捉えられない調査対象者の経験を明らかにするための質的研究が埋め込まれているデザインということである。

　一方，クレスウェルとプラノ・クラーク(Creswell & Plano Clark, 2011, pp.164-165)は，*Designing and Conducting Mixed Methods Research*の第2版において，研究設問のタイプを，①方法に焦点化した研究設問，②研究内容に焦点化した研究設問，そして，③方法と研究内容の両方に焦点化した研究設問の三つに分けて議論している。方法に焦点化した研究設問とは，MMRのデザインを前面に押し出した研究設問である。一方，研究内容に焦点化した研究設問とは，デザインに関しては暗示的な表現であるが，研究内容を前面に押し出したものである。そして，方法と研究内容の両方に焦点化した研究設問とは，デザインと研究内容の両方を研究設問の中で明示したものであり，著者らはこのタイプを用いることを強く推奨している。三つのタイプの研究設問の具体的な例は，以下のとおりである。

①方法に焦点化した研究設問

「質的研究の結果は、量的研究の結果をどの程度裏づけているか」

②研究内容に焦点化した研究設問

「少年たちの自尊心の変容が中学校時代にみられるという研究結果を、彼ら自身の見解はどのように裏づけているか」

③方法と研究内容の両方に焦点化した研究設問

「少年たちの自尊心に関する探索的な質的データと、自尊心尺度を用いて得た量的な測定データを比較することで、どのような結果が得られるか」

　上記の研究設問から、クレスウェルらによるMMRデザインの例は、質的・量的データを並行して収集・分析する収斂デザインであることがわかる。タシャコリとテドリーの研究設問の立て方に比べ、クレスウェルとプラノ・クラークが推奨する、方法と研究内容の両方に焦点化した研究設問の立て方は、研究を実施する側にとってはより使い勝手のよいものであり、研究計画書または報告書を読む側にとっても研究の目的がよりわかりやすいものであるといえよう。これは、研究において用いるデザインや、データ収集の方法、質的・量的アプローチの統合方法について、より具体的なイメージが伝わるような研究設問の立て方になっているからである。したがって、特にMMR研究初学者には、この方法が研究設問を立てる上でわかりやすいかもしれない[8]。

---

[8] パット・ベイズリーは、混合型研究を実施するにあたり、研究設問を研究方法と結びつけて立てることに批判的である。彼女は、研究設問はあくまで研究目的のみによって立てるべきであり、そこに方法論的言及は不要であると考えている。これは、研究設問を研究方法との兼ね合いで検討した途端、研究者の思考が分節的になり、包括的な視点を欠いてしまうからである（2015年9月個人談話）。この指摘は筆者も妥当と考える。ただし、これはMMR初学者には多少ハードルが高いアプローチであるかと思うので、ある程度経験を重ねる中で、ベイズリーが提案するような研究目的のみに基づく研究設問の立て方を実践するようにシフトしていけばよいのではないかと考える。

サンプリング

サンプリングまたは**標本抽出** (sampling) とは、研究設問に解を与える力を最大限にするために、調査者が分析単位となる個人、集団、人工物、状況などを選択することを意味する (Teddlie & Tashakkori, 2009)。典型的に、量的研究で用いられるのは**確率的サンプリング** (probability sampling) であり、質的研究で用いられるのは**非確率的サンプリング** (non-probability sampling) である。以下にこれらのサンプリング方法について解説する。

量的研究におけるサンプリングの必要性は、研究対象となるすべてのケースを含む**母集団** (population) に対し「**全数調査** (census)」を実施するのが困難であるため、その一部、つまり**標本** (sample) を抽出し、母集団の特徴を推測する「**標本調査** (sample survey)」において議論される。ある特定の標本から得られた結果を、その標本の源となる母集団にあてはめることから、常にサンプルの偏りの問題がつきまとうことになる。つまり、サンプルの代表性の問題がある。量的研究においては、このように、サンプリングが原因となって生じる偏りをいかに最小化していくかに注意が払われる。サンプルの偏りを最小に抑えるために採られる方法として、確率的サンプリング (母集団に含まれるすべてのケースについて、サンプルに選ばれる確率が等しい標本抽出法) がある。その代表的なものが**単純無作為抽出法** (simple random sampling) であり、乱数表やくじ引きの使用が例として挙げられる。単純無作為抽出法は確率的サンプリングの一手法にすぎず、他にも**層化抽出法** (stratified sampling)[9]や**クラスターサンプリング** (cluster sampling)[10]など、多くのアプローチがある。

---

[9] 母集団を、これに関する既知の情報をもとにいくつかの層に分け、その構成比にあわせて必要な数の標本を抽出する方法。
[10] ある特性を共有する集団 (クラスター) をまず選び、その中から無作為に標本抽出する方法。

一方，質的研究におけるサンプリングは，標本調査におけるサンプリングとは論理が異なる。質的研究のために選ばれる調査参加者は，研究者の研究設問に最も有意義で豊かな情報を提供してくれそうな個人であり，母集団を代表する個人というわけではない。したがって，サンプリングの方法としては，確率的サンプリングではなく，非確率的サンプリングを採ることになる。中でも，調査の目的に合わせて特定のサンプルを抽出する**合目的的サンプリング**(purposive sampling)や，人々のネットワークがサンプルを獲得するために使用される**雪だるま式サンプリング**(snowball sampling)，理論を構築する目的で使用される**理論的サンプリング**(theoretical sampling)[11]は，質的研究において頻繁に用いられる非確率的サンプリングの代表的な例である。

　サンプル数については，量的・質的研究ともに，絶対的な正解などはない。しかし，調査に必要とされるサンプル数は，量的・質的研究ではかなり異なってくる。

　まず，量的研究の場合，単純に考えれば，サンプル数が大きければ大きいほど，標本と母集団の間の値の差(つまり標本誤差)が小さくなるという理由で望ましい(Johnson & Christensen, 2014)。**標本誤差**(sampling error)をなくしたければ全数調査を実施してしまえばよいという考えもあるが，実際には費用や時間の負担が大きすぎるため現実的ではない。また，サンプル数が大きすぎると，ほんのわずかな差であっても統計的有意差が出やすいという問題もある。これら種々の事情から，適切なサンプル数は，**検出力分析**(power analysis)を用いて統計的に決定することが推奨されている(Meltzoff, 1998／中沢監訳, 2005)。

　一方，質的研究では，量的研究のような大きなサンプル数は扱わない。これは，調査結果を母集団に一般化するという目的が質的研究にはないからである。別の言い方をすれば，一般的に，量的研究が普遍的法

---

11 理論生成をめざすグラウンデッド・セオリーにおいて特に用いられるサンプリング法である。

則の探究をめざす**法則定立的**(nomothetic)な研究であるのに対し, 質的研究は数少ない個々のケースの詳細かつ濃密な記述をめざす**個性記述的**(idiographic)な研究であるため, 二つの研究におけるサンプル数には顕著な違いが生じることになる。具体的なサンプル数の例を挙げると, 個人の人生の探索を目的とするナラティブ研究では1〜2名, 現象の本質を理解することを目的とする現象学的アプローチでは3〜10名程度, 理論生成を目的とするグラウンデッド・セオリーでは20〜30名程度, エスノグラフィーでは文化を共有する1集団, そして, 事例研究では4〜5名が目安であるという見解がある(Creswell, 2013)。

まとめ

以上のように, 質的研究と量的研究ではあらゆる側面において背景となる論理が異なる。このように対照的な論理をもつ質的研究と量的研究が統合される混合型研究においては, それ特有のさまざまな問題が存在することは想像に難くない。さらに, サンプリングひとつとっても, MMRのデザインの性質上, 質的研究と量的研究で使用するサンプルが等しくなる場合や, 一方で使用されたサンプルの一部がもう一方でサンプルとして使用される場合, また母集団は同一であってもまったく異なるサンプルが使用される場合, といったヴァリエーションもここに加わる。このように, 混合型研究では検討しなければならない点がさまざまにあるわけだが, いかにこれらの問題を処理するかについては, 研究者一人ひとりの論理的判断に委ねられているようなところがある。

本章では, MMRの定義と特徴, 研究目的, 研究設問, サンプリングについて取り上げた。次章では, 研究デザインの類型と, それぞれのデザインタイプにおける質的・量的アプローチの統合方法について紹介する。

引用文献

Bryman, A.(2006a). Paradigm peace and the implications for quality. *International Journal of Social Research Methodology*, 9(2), 111-126.

Bryman, A.(2006b). Integrating quantitative and qualitative research : How is it done?. *Qualitative Research*, 6(1), 97-113.

Creswell, J.W.(2003). *Research Design : Qualitative, Quantitative, and Mixed Methods Approaches*(2nd ed.). Thousand Oaks, CA : SAGE.

Creswell, J.W.(2013). *Qualitative Inquiry and Research Design : Choosing Among Five Approaches*(3rd. ed.). Thousand Oaks, CA : SAGE.

Creswell, J.W.(2015). *A Concise Introduction to Mixed Methods Research*. Thousand Oaks, CA : SAGE. ／抱井尚子訳(2017). 早わかり混合研究法. ナカニシヤ出版.

Creswell, J.W. & Plano Clark, V.L.(2007). *Designing and Conducting Mixed Methods Research*. Thousand Oaks, CA : SAGE.

Creswell, J.W. & Plano Clark, V.L.(2011). *Designing and Conducting Mixed Methods Research*(2nd ed.). Thousand Oaks, CA : SAGE.

Greene, J.C., Caracelli, V.J., & Graham, W.F.(1989). Toward a conceptual framework for mixed-method evaluation designs. *Educational Evaluation and Policy Analysis*, 11(3), 255-274.

Howe, K.R.(1988). Against the quantitative-qualitative incompatibility thesis or dogma die hard. *Educational Researcher*, 17(8), 10-16.

Johnson, R.B. & Christensen, L.(2014). *Educational Research : Quantitative, Qualitative, and Mixed Approaches*(5th ed.). Thousand Oaks, CA : SAGE.

Johnson, R.B. & Onwuegbuzie, A.J.(2004). Mixed methods research : A research paradigm whose time has come. *Educational Researcher*, 33(7), 14-26.

Johnson, R.B., Onwuegbuzie, A.J., & Turner, L.A.(2007). Toward a definition of mixed methods research. *Journal of Mixed Methods Research*, 1(2), 112-133.

Meltzoff, J.(1998). *Critical Thinking about Research : Psychology and Related Fields*. American Psychological Association. ／中沢潤監訳(2005). クリティカルシンキング―研究論文篇. 北大路書房.

Mertens, D.M.(2003). Mixed models and the politics of human research : The transformative-emancipatory perspective. In A. Tashakkori, A. & C. Teddlie(Eds.), *The SAGE Handbook of Mixed Methods in Social and Behavioral Research*. Thousand Oaks, CA : SAGE, pp.135-166.

Mertens, D.M.(2007). Transformative paradigm : Mixed methods and social justice. *Journal of Mixed Methods Research*, 1(3), 212-225.

Mertens, D.M.(2010). *Research and Evaluation in Education and Psychology : Integrating Diversity with Quantitative, Qualitative, and Mixed Methods*. Thousand Oaks, CA : SAGE.

Morgan, D.(2007). Paradigms lost and pragmatism regained : Methodological implications of combining qualitative and quantitative methods. *Journal of Mixed Methods Research*, 1(1), 48-76.

Morse, J.M. & Niehaus, L.(2009). *Mixed Method Design : Principles and Procedures*. Walnut Creek, CA : Left Coast Press.

Onwuegbuzie, A.J. & Leech, N.L.(2006). Linking research questions to mixed methods data analysis procedures. *The Qualitative Report*, 11(3), 474-498.

Tashakkori, A. & Teddlie, C.(1998). *Mixed Methodology : Combining the Qualitative and Quantitative Approaches*. Thousand Oaks, CA : SAGE.

Tashakkori, A. & Teddlie, C.(2003). *The SAGE Handbook of Mixed Methods in Social and Behavioral Research*. Thousand Oaks, CA : SAGE.

Teddlie, C. & Tashakkori, A.(2009). *Foundations of Mixed Methods Research : Integrating Quantitative and Qualitative Approaches in the Social and Behavioral Sciences*. Thousand Oaks, CA : SAGE.

第5章
混合研究法の手続き(その2)

本章の概要

前章では、混合研究法(MMR)の手続きに関する前編として、MMRの定義と特徴、研究目的、研究設問、サンプリングについて概説した。本章では、手続きの後編にあたる内容として、研究デザインとその類型、および質的・量的アプローチの統合方法について紹介したいと思う。

研究デザインの類型を理解することの重要性

研究デザインの類型は、MMR初学者にとっては、当該研究アプローチを理解する上で非常に有益な情報であるといえる。MMRを用いる理由や目的がどこにあるのかを明確にすることによって、用いるべき適切なデザインが決まる。デザインはまた、家造りにおける青写真のようなもので、この部分に問題があれば完成した家は欠陥住宅になってしまう。つまり、デザインに問題がある場合、得られる研究結果は妥当性や信用性のないものとなってしまう。したがって、デザインは、質的・量的研究の評価規準に照らし合わせて厳密な手続きを踏んだものとなるように、慎重に検討されねばならない。

一方、「統合」は、第三の研究アプローチとしてのMMRならではのユニークな特性であり、当該研究アプローチにおいて最も重要な、質的・量的研究を結びつける部分となる。統合は、データ収集、データ分析、結果の提示といった、研究プロセスにおける異なる段階において行なわ

れ，それぞれの段階に特徴的な課題がある。近年はまた，文字数が多くなりがちな MMR の論文を執筆する上で，結果の統合を効率的に可視化する具体的な戦略も次々に紹介されてきている。

研究デザインとその類型

MMR を用いて研究を行なう場合，どのようなデザインを用いて行なうかを決める必要がある。クレスウェルとプラノ・クラーク (Creswell & Plano Clark, 2011) は，デザインへのアプローチには二つの潮流があると述べている。それらは，① **類型別アプローチ**と，② **動的アプローチ**である。類型別アプローチは，評価研究，医療研究，教育研究といったさまざまな分野から 1980 年代後半以来提案されてきたデザイン（現在，類型は 15 ほどあるとされている）の中から適切なものを選ぶアプローチである。一方，動的アプローチは，研究目的，理論的枠組み，研究設問，研究方法，そして妥当性の五つの要素すべてが有機的につながることで，全体として機能するところに最大の特徴がある。

ブライマン (Bryman, 2006) によると，MMR におけるデザインの類型別アプローチは，クレスウェルを中心とする北米の研究者の貢献に拠るところが大きいという。クレスウェル (Creswell, 2003) は，研究を実施する上で研究者の意図や成果が明確になるという意味で，デザインの類型化は有益であると主張している。ブライマンはクレスウェルによる MMR デザインの類型化に一定の評価を与えながらも，それが実践事例に基づくものではなく，あくまで論理的発想の域を越えないものである点に限界があることを指摘している。これは，実際の研究実践において，デザインはより流動的かつ複雑であり，単純な類型化はできないとの考えに拠る。そこで提出されたのが動的アプローチであり，ジョセフ・マクスウェル (Joseph A. Maxwell) とダイアン・ルーミス (Diane Loomis) (Maxwell & Loomis,

2003) による「研究デザインの『相互作用的』モデル (an "interactive" model for research design)」は，その代表的な例である。

筆者は，ブライマン (Bryman, 2006) やマクスウェルとルーミス (Maxwell & Loomis, 2003) の指摘同様，それぞれの研究がもつ目的の独自性や複雑性を考慮すれば，多様なデザインのあり方を包括する，動的アプローチのほうがより現実的なものであると考える[1]。実際，現在発表されている混合型研究の多くは，クレスウェルによるデザインの類型にぴったりとは当てはまらない，より複雑なデザインを有するものも少なくない（第6章と第7章を参照）。自身の研究を無理やりデザインの類型にあてはめることで，本来重視されるべき研究目的が変更されるようであれば本末転倒である。

しかしながら，その一方で，クレスウェルによるMMRデザインの類型化は，特に混合型研究に馴染みのない初学者にとって有用であることも認めたい。クレスウェルによるデザインの基本的な類型を理解していれば，いかに複雑なMMRデザインを目の当たりにしても，研究の骨子を見極めることが容易になり，研究結果とそこから導き出された結論の信憑性を評価しやすくなるだろう。そして，実際に自身が混合型研究を計画する際には，どのようなデザインをベースに，どのような研究手続きを用いることが研究目的を達成する上で最も適切であるかを判断しやすくなるだろう。

MMRデザインの類型化のメリットを初学者のみに限定する必要はない。近年は，MMRのシナジー効果を最大限に発揮するために，複数のデザインの類型を組み合わせるという折衷案も考案され，多くのMMRエキスパートによってもこのアプローチが広く用いられている。

---

[1] MMIRAの会員用ニュースレター（2015年第2号）の"Editor's tips for the mixed methods researcher"において，パット・ベイズリーも，混合型研究を実施する上でデザインの類型に縛られる必要はないことを指摘している。それよりも重要なのは，読者が研究の全体像を把握できるように研究の概要を述べ，その上で研究目的と研究の手続きを詳細に記述することで，特定の結論に到達した経緯を明らかにすることであるとしている。

1 MMRデザインの六つの類型

以上を踏まえた上で、ここでは、MMRデザインの六つの類型について、クレスウェルによる主著書 (e.g., Creswell & Plano Clark, 2011 ; Creswell, 2015／抱井訳, 2017) に依拠して紹介する。これらは、クレスウェルがデザインの「基本型」として分類する① **収斂デザイン** (convergent design)[2]、② **説明的順次デザイン** (explanatory sequential design)[3]、③ **探索的順次デザイン** (exploratory sequential design)[4] と、「応用型」として分類する④ **介入デザイン** (intervention design)[5]、⑤ **社会的公正デザイン** (social justice design)[6]、そして⑥ **多段階評価デザイン** (multistage evaluation design)[7] である。

収斂デザインは、質的・量的データから導出される異なる視点を比較する際に用いられる。質的・量的データは並行して収集され、どちらか一方のタイプのデータ収集がもう一方のタイプのデータの分析結果に依存しない。つまり、質的・量的の二つのタイプのデータが、それぞれ独立して収集・分析される。このデザインを用いる典型的な例が、質的・量的データの分析結果を補完的に利用することにより、現象に対するより深い理解を得るというものである。また、このデザインにおいて、

---

[2] 以前は質的・量的データの収集のタイミングに関連する"concurrent"（同時）や"parallel"（並行）ということばが使用され、「並列デザイン」という訳語が一般的に使用されていた。しかしながら、本デザインが用いられる目的を強調するために、現在は"convergent"（収斂）という呼称が使用されている。

[3] 以前、原語では、"sequential explanatory"（順次説明的）や"sequential exploratory"（順次探索的）という語順で呼ばれていたが、近年はこれが逆転し、"explanatory sequential"（説明的順次）または"exploratory sequential"（探索的順次）に変更されている。この変更について、収斂デザインという呼称への変更も含め筆者がクレスウェル氏本人に確認したところ、どちらのケースにおいても、データ収集・分析の「タイミング」ではなく、MMRを用いる「目的」を強調することによって生じた変更であるという回答を得た。目的を強調することがデザインの類型を決定する上で重要な点であるとする統一見解はないことをことわった上で、混乱を避けるため、本稿においては、クレスウェル (Creswell, 2015／抱井訳, 2017) に倣ってデザインの呼称を訳出することとする。

[4] 註3と同じ。

[5] 「埋め込み (embedded)」。しかしながら、この「埋め込み embedded」ということばには、補足的に使用されるデータ（つまり埋め込まれるほうのデータ）の役割を軽視した呼称であるという批判もある。この批判は、特に埋め込まれるデータが質的データである場合顕著である。とはいうものの、管見の限り、質的研究者（例えばヘッセ・バイバー）は、質的研究主導型MMRの中で、量的研究が埋め込まれるほうのデータである場合に、「埋め込み」という呼称をいまでも使用している。

[6] 別名「変革的デザイン (transformative design)」。

[7] 別名「多層的デザイン (multiphase design)」。

質的・量的データ分析の結果が一致することに必ずしも価値が置かれているわけではない。結果が異なる方向を示した場合，その理由を探ること自体が，新たな混合型研究設問の誕生につながる。

　順次デザインには，二つの異なる下位デザインが存在する。一つが説明的，もう一つが探索的なデザインである。説明的デザインは，最初に実施する量的研究の結果を，続く質的研究によって，より深化する目的で用いられる。対照的に探索的デザインは，最初に質的研究を実施し，そこから導出された仮説を後続の量的研究で検証したり，質的研究の結果に基づいて測定尺度を開発する目的で用いられる[8]。

　介入デザインは，従来のいわゆる実験研究に，実験に参加する個人の視点を加えたものである。つまりこれは，特定の治療や介入プログラムの効果を検証する量的研究部分に，これらの治療または介入プログラムを調査参加者がどのように経験しているのかを明らかにする質的研究部分を「埋め込む」デザインである。

　上述した収斂デザイン，二つのタイプの順次デザイン，介入デザインが，研究目的によって規定される具体的な調査手続きに関連した類型化であるのに対し，社会的公正デザインは，哲学的・理論的枠組みによるMMRデザインの類型化にあたる。マイノリティや障がい者をはじめとする，いわゆる社会的弱者と呼ばれる人々の地位向上をめざす目的で行なわれる調査や，フェミニズム研究，社会問題の解決を企図するアクション・リサーチやコミュニティに基礎をおく参加型リサーチがこのデザインに該当する (Mertens, 2003 ; 2007 ; 2010)。したがって，社会変革の視座に基づく混合型研究であれば，データ収集・分析の手続きが収斂，順次，介入デザインのいずれであっても，社会的公正デザインとして類型化することが可能になる。

---

[8] モースとニーハウス (Morse & Niehaus, 2009, p.17) は，研究の主要部分を進める中で，もしくは完了した時点で，主要部分の研究のみでは不十分であるという判断によって後から加えられる補足的な研究プロジェクトの部分を，創発的デザイン (emergent design) と呼んでいる。

最後の多段階評価デザインは，評価研究のような，複数の段階にわたって行なわれる研究デザインを指す。特定の介入プログラムの効果について，**形成的評価 (formative evaluation)** や**総括的評価 (summative evaluation)** を実施するような例がこれにあたる。形成的評価研究は，どのようにプログラムを改善し得るかを見極める目的で行なわれる評価研究であり，プログラムのデザインや実施の方法を決定するためのものである。一方，総括的評価研究は，実際に実施されたプログラムに効果があったのか，プログラムを継続すべきかといった判断を下す目的で行なわれる (Johnson & Christensen, 2014)。

　以上が，クレスウェルの *A Concise Introduction to Mixed Methods Research* (Creswell, 2015／抱井訳, 2017) において，「基本型」(収斂デザイン，説明的順次デザイン，探索的順次デザイン) と「応用型」(介入デザイン，社会的公正デザイン，多段階評価デザイン) に分類[9]された六つのデザインである。これらを用いた具体的な研究例は第6章，第7章で改めて紹介させていただく。

2 手続きダイアグラム

　このようにさまざまな類型をもつMMRデザインが，実際の混合型研究においてどのように用いられているのかをひと目でわかるようにするのが研究デザインの「**手続きダイアグラム (diagrams of procedures)**」である (Creswell & Plano Clark, 2011；Creswell, 2015／抱井訳, 2017)。これは，データ収集，分析，統合の流れを略図化したものであり，これによって複雑な

---

[9] テドリーとタシャコリ (Teddlie & Tashakkori, 2009, pp.140-141) は，デザインの類型を決定する要因として，①方法論的アプローチの数 (質と量の両方か，質のみか，量のみか)，②調査段階の数，③調査実施プロセス (質と量のデータ収集・分析のタイミング)，④質と量の統合段階の四つを挙げている。一方彼らは，クレスウェルをはじめとする研究者がこれまで強調してきた質的と量的研究の優先度，MMRの研究目的，そして理論的視座の有無については，デザインの類型を決定する要因としては含めていない。質と量の優先度については，研究を実施する中で変化する可能性があること，研究目的と理論的視座は研究を実施する上での価値論的問題であり，デザインに関する問題にはあたらないことを，その理由として挙げている。

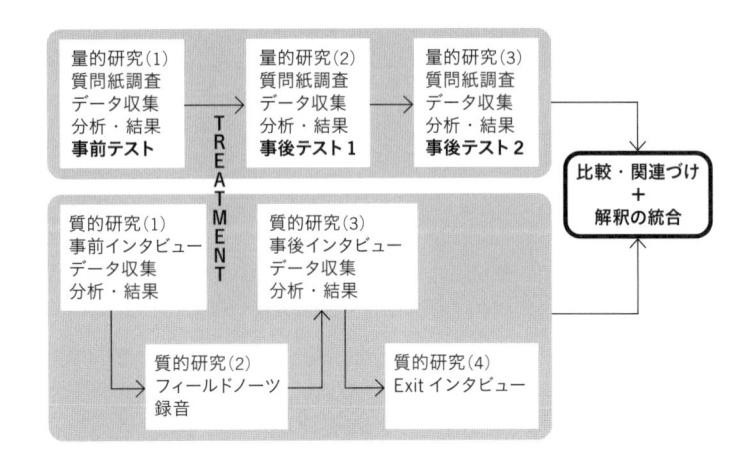

図1 収斂デザインを用いた研究のダイアグラム

混合型研究の手続きを理解することが容易になる。

　クレスウェルらは，修士・博士論文の研究計画書にこの手続きダイアグラムを付録として添付することを特に奨励しているが，学術雑誌に掲載された多くの混合型研究論文の中にも，このダイアグラムを本文中に挿入しているものをしばしば見かける。**図1**は，スチュワートら(Stewart, Makwarimba, Barnfather, Letourneau, & Neufeld, 2008)による，「脳卒中・アルツハイマー病の高齢患者を介護する家族への電話サポート」の効果検証に関する収斂デザイン研究の手続きダイアグラム[10]である。このような図の上下左右の空いたスペースに，サンプリング方法，サンプルサイズ，データ収集方法(尺度やインタビューの種類)，分析に用いる統計手法や質的データ分析手法，質的・量的研究結果の統合方法に関する具体的な情報を，箇条書きの形で簡潔に添えることもできる。

---

[10] 本研究は，一見効果検証のための介入デザイン (Creswell, 2015／抱井訳, 2017) のようにもみえる。しかしながら，本研究においては，プログラムの効果を検証する上で，質的・量的データが並行して収集・分析されているため，著者らは本研究のデザインを収斂デザインとして分類していると思われる。

質的・量的アプローチの統合

　MMRにおける「**統合 (integration)**」という特性は，質的研究法にも量的研究法にもない，第三の研究アプローチであるMMRならではのものといえる。統合は，二つの異なるデータセットの分析結果をまとめることによって，一方のデータセットの分析結果のみからは得ることのできない新たな知見が何かを検討する**メタ推論 (meta-inference)** によって行なわれる (Teddlie & Tashakkori, 2009)。

　サンプリング同様，統合についても，それぞれのデザイン特有の統合方法がある。この統合 (integration) という用語は，MMR，つまり混合研究法の「混合」(mixing) と同義語として使用されるものである[11]。クレスウェル (Creswell, 2015／抱井訳, 2017) は，MMRにおける「混合」の意味を説明する上で，ケーキをつくる際に材料を混ぜる工程を比喩として用いている。ケーキの生地になる薄力粉，卵，砂糖，水，バターは，その原型をとどめない形で混ぜ合わされる (mixed)。そこに加えたレーズンは，形をとどめたままケーキ生地の中に加えられる (integrated)。MMRも同様に，質的データと量的データが原形をとどめない形で混ぜ合わされる場合[12]もあれば，それぞれの形をとどめたまま統合され，一つになる場合もある (Creswell, 2015／抱井訳, 2017)。

　質的・量的アプローチの統合においては，そのタイミングや方法が問題になる。サンプリング同様，統合についても，MMRのそれぞれのデザインによってそのアプローチはさまざまである。まず，統合のタイミングとしては，データ収集，データ分析，結果の提示部分が考えられる。統合の方法は，統合のタイミングとも深く関わるわけだが，大きく四つに類型

---
[11] 「混合」という用語の使用に批判的な研究者もいる（例えば，Morgan, 2014；Morse & Niehaus, 2009）。
[12] データ変換（質的データの定量化，または量的データの定性化）による統合が，質的データと量的データが原形をとどめない形で混ぜ合わされる例といえよう。

表1 MMRにおける統合の四類型とその目的および関連デザイン

統合の類型	統合の目的	MMRデザイン
データの結合	質的・量的データの分析結果を比較する。	収斂デザイン
データの説明	量的データの分析結果を説明するために，質的データが用いられる。	説明的順次デザイン
データの積み上げ	量的研究のための尺度開発や，新たな変数の発見，新しい介入方法の考案などの目的で，質的データの分析結果が用いられる。	探索的順次デザイン
データの埋め込み	量的データを補強する目的で，質的データが用いられる。	介入デザイン

化することができる。それらは，① **データの結合** (merging of the data)，② **データの説明** (explanation of the data)，③ **データの積み上げ** (building of the data)，そして，④ **データの埋め込み** (embedding of the data) である(Creswell, 2015／抱井訳, 2017)。**表1**に，クレスウェルによるこれら四つの統合の類型・目的と，それらが用いられるMMRデザインをまとめる。

1 ジョイントディスプレイ

混合型研究における研究結果の提示法として，統合結果を視覚的に示す「**ジョイントディスプレイ** (joint display)」と呼ばれる手法がある (Creswell, 2015／抱井訳, 2017；Creswell & Plano Clark, 2011)。ジョイントディスプレイは，長くなりがちな混合型研究論文を執筆する上で，制限文字数内で効率よく研究結果を提示するのに非常に有益である。

ジョイントディスプレイは，質的・量的研究のそれぞれの結果の配置方法によって，四つに類型化される。それらは，① **対照比較型ジョイントディスプレイ** (side-by-side joint display)，② **テーマ別統計量型ジョイントディスプレイ** (theme-by-statistics joint display)，③ **結果追跡型ジョイントディスプレイ** (follow-up results joint display)，そして，④ **尺度開発型ジョイントディスプレイ** (building into a quantitative instrument or mea-

表2 ジョイントディスプレイの四類型とその目的およびMMRの関連デザイン

ジョイントディスプレイの類型	ジョイントディスプレイの目的	MMRデザイン
対照比較型ジョイントディスプレイ	質的研究から導出されたテーマと量的研究から得られた統計量を，表の中で並置する。これにより，質的・量的研究のそれぞれの結果が収斂するのか，発散するのかが一目瞭然となる。	収斂デザイン
テーマ別統計量型ジョイントディスプレイ	質的研究から導出されたテーマを横軸にとり，テーマごとに，量的研究から得られた統計量を縦に提示する。これにより，例えば，調査参加者の語りと，その語りが出現する頻度などが同時に提示できる。この他にも，カテゴリー別（例：医師，看護師，患者）または，連続尺度の水準別（"まったくそう思わない"から"非常にそう思う"まで）に，それぞれの統計量を提示することもできる。どのようにそれぞれのテーマ，カテゴリー，水準などが，数量データにおいて異なるのかが一目瞭然となる。	収斂デザイン
結果追跡型ジョイントディスプレイ	量的研究結果を一列目に，フォローアップの質的研究結果を二列目に，どのように質的研究結果が量的研究結果を説明する上で役に立ったかを三列目に提示する。これにより，質的研究の結果がどのように量的研究結果を説明できるかが一目瞭然となる。	説明的順次デザイン
尺度開発型ジョイントディスプレイ	尺度開発のための質的研究結果を一列目に，それらをもとにつくられた変数を二列目に，そして，どのようにそれらの変数が新しい測定尺度を形成するかを三列目に提示する。これにより，尺度開発において，どのように質的研究結果が利用されたのかが一目瞭然となる。	探索的順次デザイン

sure display）である（Creswell, 2015／抱井訳, 2017）。**表2**では，クレスウェルによるジョイントディスプレイの四類型と，それらが用いられるMMRデザインをまとめて紹介する。

統合は，MMRの最も顕著でユニークな特徴である。統合の実践例については，以降の章において各デザインの具体例を紹介する際に改めて取り上げる。

まとめ

　本章では，MMRの研究デザインとその類型および質的・量的アプローチの統合方法について概観した。紙幅の関係から，エッセンスのみをまとめる形になったが，MMRを実践する上で重要となるポイントをつかんでいただければ幸いである。

　本章で紹介した統合の類型は，先述したクレスウェルの著書(Creswell, 2015／抱井訳, 2017)に基づくものである。クレスウェルがこれまで採ってきた立場は，量的研究に偏重した実験主義的MMR(Howe, 2004)の信奉ではなく，むしろ，混合型研究において質的研究が果たす貢献を積極的に評価する立場(Creswell, Shope, Plano Clark, & Green, 2006)である。それでも，ここに紹介された類型は，健康科学の読者を想定してクレスウェルが執筆した著書に基づくものであるため，量的研究を補強するためや，量的研究結果の理解を深化させるため，または量的研究を実施する上で必要となる道具の開発のために質的研究が利用されるといったような，重点が量的研究に置かれたMMRという印象を与えるところがあるかもしれない。しかしながら，ここに挙げられた例はあくまでMMRの数ある目的の一部にすぎず，MMRの軸足が量的研究のみに傾いていることを示しているわけではない。

　例えば，認識論的立場がより構築主義に振れている質的研究主導型MMRの視点からは，統合の目的への意味づけが異なる可能性がある。例えば，まず量的研究を実施し，次に質的研究を行なう説明的順次デザインを用いても，それは意味のある質的研究を実施するために，調査参加者を何らかの測定結果をもとに合目的的に選択する，サンプリング目的の統合と位置づけることもできる。

　MMRのフィールドでは，これからもさまざまな議論がなされ，その中

でさまざまな新しい概念や類型が誕生していく可能性がある。変化し続けるMMRの世界で，この先，議論の幅がどんなに広がろうと，混合型研究実践のあり方がどんなに複雑になろうと，本書で紹介した事柄をはじめとするMMRのエッセンスを押さえておきさえすれば，道に迷うことはないと筆者は考える。

引用文献

Bazeley, P.(2015, March). Editor's tips for the mixed methods researcher. MMIRA Newsletter#2 http://mmira.wildapricot.org/Newslette.(情報取得 2015 年 3 月 2 日)

Bryman, A.(2006). Integrating quantitative and qualitative research : How is it done?. *Qualitative Research*, *6*(1), 97-113.

Creswell, J.W.(2003). *Research Design : Qualitative, Quantitative, and Mixed Methods Approache*.(2nd ed.). Thousand Oaks, CA : SAGE.

Creswell, J.W.(2015). *A Concise Introduction to Mixed Methods Research*. Thousand Oaks, CA : SAGE. ／抱井尚子訳(2017). 早わかり混合研究法. ナカニシヤ出版.

Creswell, J.W. & Plano Clark, V.L.(2011). *Designing and Conducting Mixed Methods Research*.(2nd ed.). Thousand Oaks, CA : SAGE.

Creswell, J.W., Shope, R., Plano Clark, V.L., & Green, D.O.(2006). How interpretive qualitative research extends mixed methods research. *Research in the Schools*, *13*(1), 1-11.

Howe, K.R.(2004). A critique of experimentalism. *Qualitative Inquiry*, *10*(1), 42-61.

Johnson, R.B. & Christensen, L.(2014). *Educational Research : Quantitative, Qualitative, and Mixed Approaches*.(5th ed.). Thousand Oaks, CA : SAGE.

Maxwell, J. & Loomis, D.(2003). Mixed methods design : An alternative approach. In A. Tashakkori & C. Teddlie.(Eds.), *The SAGE Handbook of Mixed Methods in the Social and Behavioral Sciences*. Thousand Oaks, CA : SAGE, pp.241-271.

Mertens, D.M.(2003). Mixed models and the politics of human research : The transformative-emancipatory perspective. In A. Tashakkori & C. Teddlie.(Eds.), *The SAGE Handbook of Mixed Methods in Social and Behavioral Research*. Thousand Oaks, CA : SAGE, pp.135-166.

Mertens, D.M.(2007). Transformative paradigm : Mixed methods and social justice. *Journal of Mixed Methods Research*, *1*(3), 212-225.

Mertens, D.M.(2010). *Research and Evaluation in Education and Psychology : Integrating Diversity with Quantitative, Qualitative, and Mixed Methods*. Thousand Oaks, CA : SAGE.

Morgan, D.L.(2014). *Integrating Qualitative & Quantitative Methods : A Pragmatic Approach*. Thousand Oaks, CA : SAGE.

Morse, J.M. & Niehaus, L.(2009). *Mixed Method Design : Principles and Procedures*. Walnut Creek, CA : Left Coast Press.

Stewart, M., Makwarimba, E., Barnfather, A., Letourneau, N., & Neufeld, A.(2008). Researching reducing health disparities : Mixed-methods approaches. *Social Science & Medicine*, *66*(6), 1406-1417.

Tashakkori A., & Teddlie, C.(1998). *Mixed Methodology : Combining Qualitative and Quantitative Approaches*. Thousand Oaks, CA : SAGE.

Teddlie, C. & Tashakkori, A.(2009). *Foundations of Mixed Methods Research : Integrating Quantitative and Qualitative Approaches in the Social and Behavioral Sciences*. Thousand Oaks, CA : SAGE.

第6章
混合研究法デザインとその研究例(1) 基本型編

本章の概要

第4章，第5章では，混合研究法(MMR)の定義と特徴を示した上で，MMR独特の調査手続きについて概観した。MMRの理論化が本格的に始まってから四半世紀が過ぎようとしているが，その歴史はいまだに浅く，現在も発展途上にあることはすでに述べてきた。年々，分野を牽引するリーダーたちによって出版されたMMR関連の書籍も数を増し，MMRを用いた混合型研究の発表の場として用意された *Journal of Mixed Methods Research* も，2007年の創刊号から本書執筆中の2015年11月現在までにおいて，すでに第9巻(年4冊発行)に達している。その他，研究法関連の学術雑誌，医療・看護をはじめとする医療系学術雑誌，教育系学術雑誌といった多くの学術雑誌を通して，混合型研究の実践例が確実に蓄積されてきている(Ivankova & Kawamura, 2010)。

複雑化するMMRデザイン

混合型研究の実践例が増えていく中で，研究のあり方も，ますます創造的かつ複雑になってきている[1]。MMRの理論的体系化が開始されて以来，MMRデザインには大きく分けて三つの原型がある(図1)。それらは，① 質的・量的データ収集および分析を並行して実施する収斂デ

---

[1] ナスタシら(Nastasi, Hitchcock, & Brown, 2010)は，これまでに提出されてきたMMRデザインのさまざまな類型の検討と，それらを踏まえた，より包括的な類型化のあり方の提案を行なっている。

```
収斂(convergent)デザイン    □  +  □

順次(sequential)デザイン     □  →  □
 ・説明的(explanatory)
 ・探索的(exploratory)
```

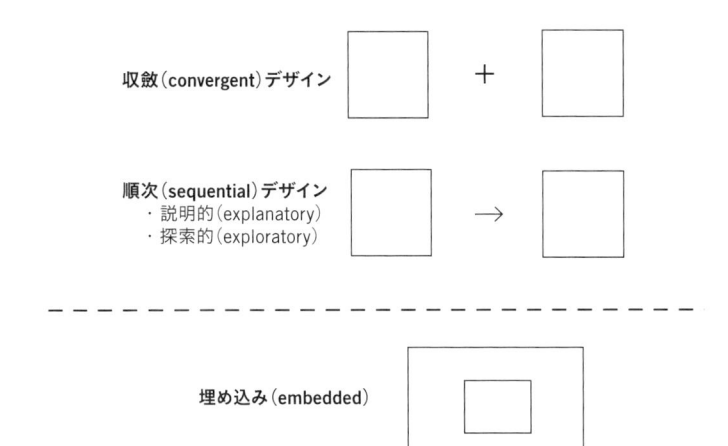

```
埋め込み(embedded)        □(□)
```

図1　MMRデザインの三つの原型

ザイン，② どちらか一方のデータ収集・分析を，もう一方のデータ分析の結果に基づいて実施する順次デザイン，そして，③ 主となる研究アプローチの中で，もう一方の研究アプローチが補足的に用いられる埋め込みである。後にも詳述するが，クレスウェル (Creswell, 2015／抱井訳2017) は，① の収斂デザインと② の順次デザインを，MMRデザインの基本型として位置づけている。順次デザインには，第一段階で質的研究を，第二段階で量的研究を実施する探索的順次デザインと，第一段階で量的研究を，第二段階で質的研究を実施する説明的順次デザインの二つの下位デザインがある。③ の埋め込みの形を採る具体的な例は，クレスウェル (前掲書) が応用型デザインの一つとして位置づける「介入デザイン」に見ることができる。

　近年は，図1で示したようなデザインがそのままあてはまるようなシンプルな研究例が少なくなってきている。第5章でも触れたが，これは，書籍で紹介されるようなデザインの類型化はあくまで論理的発想の域を越えないものであり，実際の研究実践においてデザインは，その目的によっ

て，より流動的で複雑(Bryman, 2006)にならざるを得ないことに起因する。クレスウェル(Creswell, 2015／抱井訳, 2017)は，デザインが研究の計画[2]・実施過程で変化していく可能性や，研究目的によっていかようにも複雑になり得ることを認めた上で，シンプルなデザインから開始することが，研究目的とデザインの関連を理解する上でも有益であることを指摘している。

　研究のあり方が，既存のデザインの類型に縛られてパタン化されてしまうことは問題である。とはいえ，MMRの書籍で紹介されているデザインの類型とその特徴は，研究者が自身の研究を計画する上でも，研究報告書の読み手が混合型研究を理解し評価する上でも，有用な役割を果たすという点は第5章でも触れたとおりである。特に，MMR初学者にとっては，デザインの類型化は，複雑な混合型研究のあり方をある程度パタンに分けて理解することを可能にし(抱井, 2015)，研究を実践する際には道先案内人としての役割を果たしてくれる。デザインの類型化がもたらす恩恵は，もちろん初学者のみに限られるものではない。このような知識は，混合型研究経験者にとっては，より複雑な研究デザインに挑戦する際に，道に迷っても原点に戻れるよう軌道修正してくれる羅針盤のような役割を果たしてくれる。また，混合型研究を評価する立場の者にとっても，たとえそれがどんなに複雑なMMRデザインであったとしても，当該研究における研究目的と質的・量的研究の統合方法との間の整合性や，用いられた質的・量的データの収集および分析方法の厳密性を評価する上で，参照可能な規準を提供してくれる。つまり，デザインの類型とその特徴に関する基本的な知識は，それらが論理的発想の域を越えないものであっても，さまざまな面から研究者を支援し得る有益なものであると結論づけることができる[3]。

---

[2] 研究助成金を受けた研究を実施する際は，資金を提供する組織の意向によってもデザインを変更せざるを得ない可能性がある。

以上のことから，筆者は，クレスウェル（Creswell, 2015／抱井訳, 2017）に依拠し，MMRデザインの類型に基づく研究実践例の紹介を，本章および次章で行ないたい。これにより，研究設問の立て方から始まり，データ収集・分析・結果の提示までのそれぞれの段階において，デザインの類型により質的・量的研究の統合にどのような特徴や課題があるのかを理解していただけるだろう。さまざまな研究事例に触れることはまた，混合型研究の実施に関する多くの具体的なイメージを蓄積することにもつながり，これらのイメージは，読者の皆さんが研究計画を立てる上で大きな助けとなると考える[4]。

三つの基本型MMRデザイン

　本章で紹介する研究例は，クレスウェル（Creswell, 2015／抱井訳, 2017）によるMMRデザインの六つの類型の中で，いわゆる「基本型」として位置づけられている三つのデザインの研究実践例である。これらのデザインは，① 収斂デザイン，② 説明的順次デザイン，③ 探索的順次デザインである。第5章の繰り返しになるが，それぞれのデザインの特徴を，もう一度ここで復習する。

　まず，収斂デザインは，質的・量的データから導出される異なる視点を比較する際に用いられる。質的・量的データは同時並行的に収集され，どちらか一方のタイプのデータ収集がもう一方のタイプのデータの分析結果に依存しない。つまり，質的・量的の二つのタイプのデータが，それぞれ独立して収集・分析される。このデザインを用いることによって，

---

[3] デザインの類型をはじめ，MMRを用いる上での明確で画一的なガイドラインを提示することに対し，質的研究に軸足を置いた質的研究主導型MMRの実践者たちは否定的である（例えば，Greene, 2007 ; Hesse-Biber, 2015を参照）。
[4] 筆者は常々，学生に対し，関心のある研究領域において自身の研究を導いてくれるようなサンプル論文を早く見つけるようアドバイスしている。学生がどれだけ多くの経験的研究論文をレビューしたかは，彼（女）らの書く研究計画書の質に如実に現われることを，これまでの経験から筆者は実感している。

二つのタイプのデータの分析結果が収斂するのか,はたまた異なる方向に発散していくのかを研究者は考察することができる。このデザインは,二つの異なる研究アプローチがプラス記号(+)で結ばれた,図1の収斂デザインにあたるものである。

順次デザインには,二つの異なる下位デザインが存在する。一つが説明的,もう一つが探索的なデザインである。説明的デザインは,最初に実施する量的研究の結果を,続く質的研究によってより深化する目的で用いられる。対照的に探索的デザインは,最初に質的研究を実施し,そこから導出された仮説を量的研究で検証したり,質的研究の結果に基づいて測定尺度の開発を行なったり,といった目的で用いられる。このデザインは,二つの異なる研究アプローチが矢印記号(→)で結ばれた,図1の順次デザインにあたるものである。

以下では,収斂デザインと説明的順次デザインのそれぞれを用いた研究例を紹介する。本来であれば探索的順次デザインも「基本型」としてここに含めるべきであるが,探索的順次デザインについては,社会的公正デザインにも該当する例として,改めて第7章で紹介したいと思う。なお,本書の読者の関心を鑑みれば,研究例は医療・看護研究またはその周辺領域から選ぶことが望ましいといえるが,研究のサンプルとして読者にとって有益と思われるものについては,必ずしも医療・看護研究でないものについても紹介する。それぞれの研究例は,① 研究の背景,② 研究目的・研究設問,③ データ収集と分析,④ 結果の統合という,四つのポイントに着目してまとめる。そして,MMRという観点から筆者が強調したい研究における注目ポイントを,最後に列挙する。

収斂デザインの研究例

タイトル：The predictive validity of an ESL placement test : A mixed methods approach.（英語非母語話者の英語能力テストの予測的妥当性—混合型研究によるアプローチ）

著者：Young-Ju Lee & Jennifer Greene

収載誌：*Journal of Mixed Methods Research*, 1 (4), 366-389, 2007.

1 研究の背景

 ここでは，教育評価の分野から，尺度の妥当性検証の研究例を紹介する。本研究は看護研究には一見無関係のように思われるかもしれないが，看護教育の研究などに有益な示唆を与えるものといえる。例えば，看護師としての適性を尺度によって数量的に測定する一方で，彼（女）の実践におけるパフォーマンスの評価を，本人や看護実習の指導教員から収集した質問紙やインタビューのデータと比較するといったシナリオが考えられる。

 英語非母語話者が英語圏の大学・大学院に留学する際に，彼（女）らのもつ英語力が入学後の学術的パフォーマンスの鍵を握るとされる。そのような中，留学生の入学前の英語能力テストの得点と，彼（女）らの入学後の成績との間には，これまでの先行研究において一貫した相関関係がみられない。この背景を踏まえ，これまで用いられてきた研究アプローチとは異なる，MMRを用いた包括的なアプローチにより，英語非母語話者の英語能力測定テストの予測的妥当性を検証する必要性を訴え，本研究は実施された。

2 研究の目的・研究設問

本研究の研究目的は，留学生の英語能力テストと大学院レベルの学術的パフォーマンスの複雑な関係について明らかにすることである。具体的には，ESL (English as a Second Language ; 第二言語としての英語) のクラス分けテストとして開発されたCEEPT (The Computerized Enhanced ESL Placement Test) の予測的妥当性を，混合型研究によって検証する。本研究は，一方のデータをもう一方のデータで補完する目的でMMRを使用する。予測的妥当性の検証のために用いられるデータは，① 英語能力テスト (CEEPT) [数量データ]，② GPA (Grade Point Average) [数量データ]，③ 留学生の学術的パフォーマンスに関する評価 (留学生による自記式質問紙 [数量データ]，留学生に対するインタビュー [記述データ]，専門科目担当教授による自記式質問紙 [数量データ]，専門科目担当教授に対するインタビュー [記述データ]) である (図2)。なお，本研究の研究設問は，著者らによって以下のように設定されている[6]。

1. CEEPTの得点は，留学生の大学院での学術的パフォーマンスと，最初の学期において専門科目のクラスで経験する言語の問題をどの程度予測するのか。

2. 留学生および担当教授との質的インタビューは，MMRの統合的分析を通して，CEEPTと留学生の学術的パフォーマンスの関係を微妙な差異を含め包括的に理解することにどの程度，そしてどのように貢献するのか。

---

[5] グリーン (Greene, 2007) は，クレスウェルが提案するような，デザインの類型化に対しては慎重な姿勢をみせている。それは，デザインは研究目的によって流動的かつ複雑に変化すると考えられるからである。ここで紹介する妥当性検証の研究 (Lee & Greene, 2007) についても，「収斂デザイン」という呼び方を著者らが論文中で使用しているわけではないことに注意されたい。
[6] Lee & Greene (2007, p.369) からの直接引用をもとに筆者が邦訳。

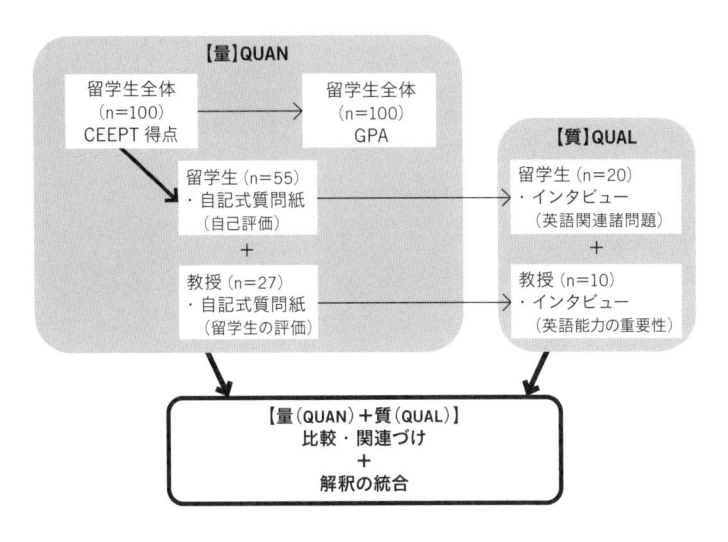

図2 複合的な収斂デザイン[5]を用いた研究のダイアグラム

質的・量的データを「補完的」に用いたこの研究事例は,実際のところ,単純な収斂デザインではなく,これをベースとした複合的なデザインといえる。また著者らは,本研究がいわゆるトライアンギュレーションを目的とするものではないことを,論文の冒頭で明言している。その理由は,トライアンギュレーションを目的とするのであれば,質的・量的データの分析結果が収斂することを期待して研究を実施することになるからである。あくまで著者らは,複雑な現象を質的・量的データ分析の結果を統合することにより,多面的に理解することを本研究の目的と位置づけている。

3 データ収集と分析

調査協力者は,米国某所にある州立大学大学院において,2004年8月に英語能力試験であるCEEPTを受験した100名の留学生の中か

ら，本調査への参加に同意した留学生と，彼(女)らが履修する専門科目の担当教授である。

留学生から収集するデータには，量的データと質的データがある。量的データは，2004年8月にCEEPTを受験したすべての留学生のCEEPT得点および学期末の成績評価点平均値GPA ($n=100$) と，学術的パフォーマンスの自己評価に関する自記式質問紙調査に協力した一部の学生のデータである ($n=55$)。質的データは，自記式質問紙に回答した留学生の中からインタビュー調査に協力の意思を示した者を対象[7]に，彼(女)らが抱える英語関連の諸問題と，それらが彼(女)らの学術的パフォーマンスに与える影響などに関して収集したものである ($n=20$)。なお，留学生の英語能力を測定するCEEPTは，一日がかりの英作文の試験であり，受験者は，作文の構成づくり，執筆，修正に十分な時間を与えられる。二名の異なる評者が，四件法を用いて受験者の総合的英作文能力を評価する。具体的には，「大学院レベルに達していない」(レベル1)，「入学要件としてESLの授業を2クラス履修することを課す」(レベル2)，「入学要件としてESLの授業を1クラス履修することを課す」(レベル3)，「ESLの授業の履修を免除する」(レベル4) の四つのうち，いずれかの評価が与えられる。

専門科目の担当教授からも，量的データと質的データの二つのタイプのデータを収集している。まず，自身の学術的パフォーマンス評価に関する自記式質問紙に回答した55名の留学生が彼(女)らの履修科目の担当教授を特定し，これらの教授らには留学生の学術的パフォーマンスを評価するよう自記式質問紙が配布された。ここで調査の対象となった担当教授の一部が，最終的に自記式質問紙に回答しており ($n=$

---

[7] 図2における太線は，本研究の主要部分である収斂デザインを示し，細めの実線は，データ収集における順次性を示すものである。特に，質問紙調査の参加者の中からインタビューに協力する意思がある者をインタビュー参加者としている点からは，本研究は「量→質」の順次デザインの要素ももち合わせているといえる。しかしながら，本研究の目的から，デザイン全体において順次デザインの部分はあくまで副次的なものと位置づけることができよう。

27），これが量的データとして用いられている。質的データは，インタビュー調査の参加に同意を示した担当教授への一対一のインタビューから収集している (n = 10)[8]。インタビューでは，担当科目における留学生のパフォーマンス，英語能力の学術的パフォーマンスへの影響，その他，大学院での研究生活において必要となるスキルや人間関係などに関する質問がなされている。本研究のデータ分析は，大きく分けて三つに分けられる。量的データ分析，質的データ分析，そして量的・質的データ分析結果の統合である。

　量的データ分析は，CEEPT得点，GPA，留学生と専門科目担当教授による自記式質問紙項目の数量的回答に対し，記述統計分析および相関分析を実施している。

　質的データについては，専門科目担当教授および留学生のインタビューを逐語録に起こし，テーマ分析が施されている。教授と留学生のインタビューデータからは異なるカテゴリーやテーマが抽出されることが予想されたため，分析はそれぞれ別々に行なわれている。

　一方，留学生へのインタビューについては，大学院の専門科目を履修する上で経験する英語の負荷に関する回答と，英語の負荷が彼(女)の学術的パフォーマンスに与える影響に関する回答が定量化され，数量的に分析(データ変換)されている。英語の負荷は，「重い(difficult)」「まあまあ(OK)」，そして「軽い(easy)」の三つの水準に，そして学術的パフォーマンスに与える影響は，「ある(matters)」「ない(does not matter)」の二つの水準に分けられている。さらに，CEEPT得点に対し極端にGPAが低い三名の留学生の極端な事例についても，二つの得点間にみられる離齬の理由を，質的データを用いて検討している。

---

[8] 註7と同じ。

4 結果の統合

最終的に，量的データ分析の結果と質的データ分析の結果を統合することで，本研究では次のことが明らかになった。それらは，① CEEPTの得点が高い留学生は，専門科目の授業についていく上で，それほど問題があるとは認識していないこと，② 科目を担当する教授からも，CEEPTの得点が高い留学生は，それが低い留学生よりも高い学術的パフォーマンスを有すると判断されている傾向があること，そして，③ CEEPTとGPAの間に極端な乖離があった「外れ値」のケースに関しては，学術的成功に対する学生の考えが他の学生とは異なっていたり[9]，専門科目に関する十分な背景知識がなかったりといった，特殊な理由があったこと，である。

これらの結果から，本研究における質的・量的データの分析結果には，概して収斂傾向があることが示されたといえる。結論として，相関分析においてはCEEPTとGPAの間には統計的に有意な関係がみられなかったものの，量的・質的研究結果を統合することで得たMMRによるデータ分析の結果からは，CEEPTに予測的妥当性があることが確認されたことを本研究は報告している。なお，本研究では，量的・質的データの分析結果の統合を，対照比較型ジョイント・ディスプレイ(**表1**)を用いて行なっている。

〈注目ポイント〉

本研究から特に参考にしていただきたいポイントは，以下のとおりである。

1. 質的・量的データの分析結果を統合することで，尺度の妥当性を検証した本研究の目的を，著者であるリーとグリーンは「補完」(Greene,

---

[9] 具体的には，GPAは学術的成功の指標ではないという調査参加者の考え。

表1 CEEPT得点，GPA，および留学生と専門科目担当教授の語りとの関連を可視化したジョイント・ディスプレイの例（対照比較型ジョイント・ディスプレイ）

		専門科目担当教授の語り		留学生の語り	
		CEEPT			
Score	GPA	収斂	矛盾	収斂	矛盾
2	3.18以上	彼はリスニング，スピーキング，リーディングに問題がある。(ID 0624,I) (3.80)(テクノロジー)	彼女が提出した課題はよくできていた。(ID 2005, Q) (3.75)(人文学)	慣用的表現に関する知識がないことで，課題を理解することができない。(ID 2037, I) (3.22)(ビジネス)	講義を理解してクラスのディスカッションについていくのは問題ない。教授はゆっくり話してくれる。(ID 06241, I) (3.80)
			彼は12人の学生のうち2番目にできがよかった。講義を聞いて，よい質問をしていた。(ID 0620,I) (4.00)(自然科学)	リスニングの力がないので，専門科目の授業についていくのに苦労している。(ID 0605,I) (3.5)(人文学)	
～～～（中略）～～～					
4	3.26以上	彼の英語力と話す力は私のクラスの一部のネイティブの学生より高い。(ID 0621, Q) (3.71)(人文学) 彼女の英語力は素晴らしい，彼女は小テストでも試験でも，常にAを取る。(ID 0607,Q) (4.00)(人文学) 特に英語の問題はない。小さな間違いはあるが，最も作文が苦手な工学専攻のアメリカ生まれの学生ほどではない。(ID 0619, Q) (4.00)(テクノロジー)	該当するデータなし。	英語に全く問題ない。(ID 0607, Q) (4.00)(人文学)	該当するデータなし。

Lee & Greene (2007) の表5 (pp.383-385) をもとに，筆者が作成。

Caracelli, & Graham, 1989)[10]と位置づけている。つまり、二つの異なるデータを比較・検討することによって、著者らは現象の多面的理解を志向している。一般的に収斂デザインには、複数の手法により得られたデータの分析結果を比較検討することで、二つの異なるデータが収斂するか否かを確認する目的があると考えられがちである。しかしながらリーとグリーンは、複数のデータが収斂することを期待して本研究を実施したのではなく、現象の複雑性を、二つのデータを補完的に用いることによって明らかにするために実施したと主張している。

本研究に関して特筆すべき点は、これまで主に相関分析によって量的に検証されてきた尺度の妥当性が、本研究では質的データの分析結果も加えた、より多面的・包括的なアプローチによって検証されていることである。本研究は、相関分析の結果だけでは看過されてしまったであろう、MMRを用いたからこそ浮き彫りとなった尺度のもつ妥当性の存在を明らかにしている。

2. 本研究で用いた質的データと量的データには、留学生から収集したものと、クラスの担当教授から収集したものがある。したがって、統合の段階で比較対照されるものは、異なる調査参加者(留学生と教授)から、異なる方法(質的データと量的データ)によって収集したデータの分析結果となる。このデザインは、グリーンら (Greene, Caracelli, & Graham, 1989) が示すところの、MMRを用いる目的の「拡張」にも合致している。

3. 本研究には、混合型研究としての具体的な研究設問の記載がある。混合型研究には、量的研究・質的研究の研究設問を統合した、混合型研究としての研究設問が存在することは第4章でも紹介した。これは、統合によるシナジーから調査者が何を明らかにしようとしているかを疑

---

[10] グリーンらによるMMRを用いる目的の類型については、第4章を参照されたい。

問文で表わしたものである。

　本研究においては，混合型研究としての二つの設問が明記されていた。なお，本研究のように混合型研究設問を明示的に疑問文の形で記載する場合もあれば，研究目的を述べるセクションにおいて，研究で明らかにしようとしていることが何であるかを平叙文として記載する場合もある。

　4. 本研究は，質的・量的研究の統合結果を，ジョイントディスプレイ[11]をはじめとするさまざまな図表を用いて提示している。ジョイントディスプレイとは，統合の結果を可視化する方法であり，本研究では質的データと量的データを並置し比較する，対照比較型ジョイントディスプレイを用いている。ジョイントディスプレイは，論文執筆における文字制限の問題を解決する上でも有用である。表1は，本研究に示されている留学生のCEEPTの得点，GPA，そして彼（女）および専門科目担当教授のインタビューの語りがひと目でわかるように工夫された，対照比較型ジョイントディスプレイの一部である。

説明的順次デザインの研究例

タイトル：Advance consent in Japanese during prenatal care for epidural anesthesia during childbirth.（出産前健診における麻酔分娩の日本語による事前同意）

著者：Michael D. Fetters, Tetsuya Yoshioka, Grant M. Greenberg, Daniel W. Gorenflo, & SeonAe Yeo

収載誌：*Journal of Mixed Methods Research, 1*(4), 333-365, 2007.

---

[11] 各種ジョイントディスプレイの詳細については，第5章を参照されたい。

1 研究の背景

ここでは，医療研究の中から例を紹介する。これは，フェターズ[12]らによる，米国ミシガン大学附属ウィメンズ・ホスピタルで出産をした日本人女性[13]を対象とする出産前健診における麻酔分娩の事前同意に関する研究である。多文化・多言語社会である米国においては，患者・医療者間に横たわる文化や言語の壁により，医療行為に対する患者の同意を得ることが問題になることが多々ある。いつ陣痛が起きるかわからないような状況において，英語が母語ではない妊婦に通訳を介して産痛コントロール法について説明し同意を得るような状況が，その具体的な例の一つである。年々，日本語母語話者妊婦の診察件数が増加するミシガン大学日本家庭健康プログラム (Japanese Family Health Program；JFHP) においては，予定日の数週間前の出産前健診の段階で，麻酔分娩に関する説明を妊婦に対し日本語で実施し，希望者からは事前同意を文書で取り付けるという試みを行なっている。本研究が実施されるに至った経緯には，このような背景がある。

2 研究の目的・研究設問

本研究は，ミシガン大学附属ウィメンズ・ホスピタルで出産した日本人女性が麻酔分娩に関する事前同意の取り付けプロセスに対しどのような態度をもち［質問紙（郵送），数量データ］，そのプロセスにおいて何を経験したかを記述する［電話による半構造化インタビュー，記述データ］ことを目的としている。また，同時に，医療関係者［ミシガン大学医学部教員，麻酔科医，看護師，研修医を含むその他の医療スタッフ］からも，事前同意の取り付けを

---

[12] 筆頭著者の Michael D. Fetters は，本書執筆中の 2015 年 11 月現在，*Journal of Mixed Methods Research* の現共同編集委員長で，2015 年 9 月に開催された MMIRA アジア地域会議／JSMMR 第 1 回学術集会の大会委員長でもある。
[13] 配偶者の勤務の都合により，ミシガン州に一時滞在している女性たちがほとんどである。

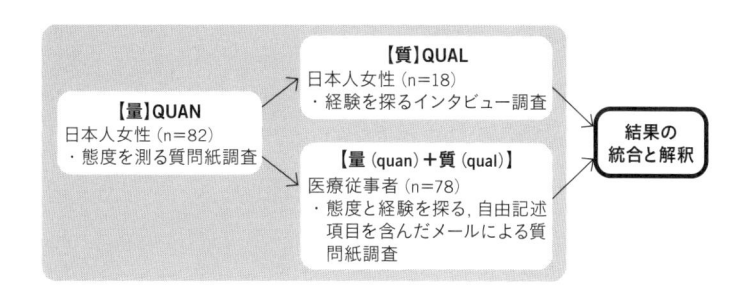

```
┌─────────────┐      ┌─────────────────────┐
│  【量】QUAN  │─→   │  【質】QUAL          │
│ 日本人女性   │      │ 日本人女性 (n=18)    │──┐
│ (n=82)      │      │ ・経験を探るインタ   │  │
│ ・態度を測る │      │  ビュー調査          │  │     ┌──────────┐
│  質問紙調査 │      └─────────────────────┘  ├─→  │ 結果の    │
│             │      ┌─────────────────────┐  │    │ 統合と解釈│
│             │─→   │【量(quan)＋質(qual)】│──┘    └──────────┘
└─────────────┘      │ 医療従事者 (n=78)    │
                     │ ・態度と経験を探る，  │
                     │  自由記述項目を含ん  │
                     │  だメールによる質    │
                     │  問紙調査            │
                     └─────────────────────┘
```

図3　複合的な説明的順次デザインを用いた研究のダイアグラム
Fetters, Yoshioka, Greenberg, Gorenflo, & Yeo (2007) の図1 (p.338) をもとに筆者が作成。

認識しているのか，事前同意取り付けにおいてどのような肯定的・否定的経験をもっているか，日本人女性以外の患者に対し事前同意の取り付けを活かすことにどのような考えをもっているのか，といった問いに関するデータ［質問紙（電子メール），数量データ・記述データ］を収集し，最終的に女性たちと医療関係者のそれぞれの視点を比較している（**図3**）。なお，本研究の主要部分は説明的順次デザインであるが，一部に補足的要素として収斂デザインも組み込まれており，全体的なデザインは複合的なものとなっている。

3 ｜ データ収集と分析

　調査協力者は，ミシガン大学附属ウィメンズ・ホスピタルで2001年1月1日～2003年2月28日に出産した18歳以上の日本人女性と，ミシガン大学医学部附属病院の医療関係者である。

　日本人女性からのデータ収集は，次の流れで実施されている。まず，本研究の研究参加要件を満たす日本人女性を一定期間内において同定し，出産から少なくとも6週間後に質問紙を郵送している。82名（回答率73%）が質問紙に回答し，その中からインタビューへの協力の意思を示した候補者を特定し，属性が多様になるようにインタビュー調査参

加者を選定している。最終的に，インタビュー調査を依頼した女性の95%にあたる調査参加者が，電話による半構造化インタビューに協力している (n = 18)。うち 15 名は事前同意書に署名をした上で提出しており，そのうちの 12 名は実際に硬膜外麻酔を受けている。

4 結果の統合

まず，日本人女性への質問紙調査の分析結果からは，ほとんどの調査協力者が外来で硬膜外麻酔の事前同意書にサインをしていることがわかった。そして，調査協力者の 68%が硬膜外麻酔を打つことに同意していたが，実際には 49%のみが硬膜外麻酔を打つにとどまっていることも明らかとなった。事前同意書に署名をした理由として，多くの調査参加者がその利便性を挙げていた。なお，調査参加者が事前同意書を有益と認識する程度と彼女たちの英語力には統計的に有意な相関はみられなかった。外来・入院の両方の経験において女性たちの評価が最も低かったのが，硬膜外麻酔以外の方法についての話し合い，女性が硬膜外麻酔を望んでいるのか，または硬膜外麻酔についてきちんと理解しているのかの確認が十分ではなかった点であった。

質問紙調査の結果を受け，次に麻酔分娩に関する事前同意の取り付けプロセスにおいて女性がどのような経験をしていたのかを半構造化インタビューによって調査している。ここでの調査参加者は，質問紙に回答し，引き続き本研究に協力する意思を示した女性たちの中から，特に日米における出産経験，硬膜外分娩経験，英語スキルなど，本研究の目的を果たす上で重要となる諸条件を満たす女性をサンプリングしている。インタビューデータは没入・結晶化法[14]を用いて分析されている。

日本人女性へのインタビュー実施と同じタイミングで，医療関係者に

---

[14] データ分析において，調査参加者のイーミックな視点に没入することと，研究者のエティックな視点からの分析を交互に繰り返すことで分析結果を精緻化するアプローチ (Miller & Crabtree, 1994)。

対しても電子メールによる質問紙調査を実施している。193名の医療関係者に電子メールで調査協力を呼びかけ，選択式質問（9項目）と自由記述式質問（3項目）を含む質問紙を電子メールで配信している。その結果，最終的に78名の医療関係者から回答が寄せられている（回答率40％）。医療関係者への質問紙調査では，40％近くが事前同意書にサインをした日本人女性のケアにあたったと報告しており，概して医療関係者は事前同意書の使用を有益と考え，日本人以外の英語非母語話者の産科の患者への使用も有用であると考えていることがわかった。

　日本人女性に対する質問紙調査とそのフォローアップ・インタビュー，さらには医療関係者への質問紙調査から得られた結果を統合することで，麻酔分娩に対する事前同意書に関する日本人女性と医療関係者の肯定的および否定的な経験が明らかとなっている。肯定的経験には，言語の壁を軽減，麻酔分娩の理解を促進，出産への心理的な準備を促進，といったものがあった。

　一方，否定的な経験には，事前同意書とその手続きに関する女性側の正確な理解の欠如，事前同意書の手続きに関して医療関係者が認識する潜在的限界，同意書の説明内容が不十分であることに対する女性側の不満，といったものがあった。なお，統合の可視化は，質的研究から導出されたテーマごとに量的研究から得られた統計量を提示する，テーマ別統計量型ジョイントディスプレイによって実施されている。

〈注目ポイント〉

　1. 本研究は，説明的順次デザイン（QUAN→QUAL）を主要なデザインとし，そこに補足的な収斂デザイン（quan＋qual）を組み込んだ，複合的なアプローチを採用している。主要部分である説明的順次デザインは，日本人女性への質問紙調査とフォローアップの半構造化インタビュー調査によって構成されており，質問紙調査の結果を説明する目的でインタ

ビューデータが収集・分析されている。一方，補足的な収斂デザインの部分は，医療関係者への質問紙調査（数量的回答を求める閉ざされた質問項目と自由記述を求める開かれた質問項目の併用）によって構成されており，主要なデザイン部分を「補完」(Greene, Caracelli, & Graham, 1989) する目的で研究に組み込まれている。

なお，主要なデザイン部分と補足的デザイン部分の大きな違いは，前者はそれだけで研究論文として発表可能であるのに対し，後者はデータの量や導出された結果の価値という点からみて，それのみでは発表することが難しいという点にある (Morse & Niehaus, 2009)。

2. 本研究の主要部分である説明的順次デザインは，グリーンら (Greene, Caracelli, & Graham, 1989) によるMMRを用いる五つの目的のうち，「発展」に該当するものである。ここでは，研究の第一段階として実施した質問紙調査に参加した女性たちの中で，引き続き本研究に協力する意思を示した者が第二段階のインタビュー調査のためにサンプリングされている。質問紙調査で得た知見への理解を深めるためにインタビュー調査を実施していることから，量的・質的データともに，サンプルサイズは異なるものの，同一のサンプル源から収集したものになっている。

3. 本研究でも，前述のリーとグリーンによる収斂デザインの研究 (Lee & Greene, 2007) 同様，MMRがもつ字数制限を超えてしまう問題を，質的・量的研究結果の関連性がひと目で確認可能となるテーマ別統計量型ジョイントディスプレイなどのさまざまな図表を用いることで解決している。

まとめ

本章では，MMRの収斂デザインと説明的順次デザインの研究実践

例を紹介させていただいた。ここで紹介した研究事例はどれも，実際にはクレスウェル（Creswell, 2015／抱井訳, 2017）によって示されているデザインより複雑なものとなっていることがおわかりいただけただろう。しかし，同時に，クレスウェルによるデザインの基本型がデザインの主要な部分として明確に認識できることもおわかりいただけただろう。次章では，MMRデザインの応用型である介入デザイン，社会的公正デザインと多段階評価デザインについて取り上げる。なお，本章で取り上げなかった基本型の一類型である探索的順次デザインは，次章にて，社会的公正デザインの研究実践例として紹介する。

引用文献

Bryman, A.(2006). Integrating quantitative and qualitative research : How is it done?. *Qualitative Research*, 6(1), 97-113.
Creswell, J.W.(2015). *A Concise Introduction to Mixed Methods Research*. Thousand Oaks, CA : SAGE. ／抱井尚子訳(2017). 早わかり混合研究法. ナカニシヤ出版.
Fetters, M.D., Yoshioka, T., Greenberg, G.M., Gorenflo, D.W., & Yeo, S-A.(2007). Advance consent in Japanese during prenatal care for epidural anesthesia during childbirth. *Journal of Mixed Methods Research*, 1(4), 333-365.
Greene, J.C.(2007). *Mixed Methods in Social Inquiry*. San Francisco, CA : Jossey Bass.
Greene, J.C., Caracelli, V.J., & Graham, W.F.(1989). Toward a conceptual framework for mixed-method evaluation designs. *Educational Evaluation and Policy Analysis*, 11(3), 255-274.
Hesse-Biber, S.N.(2015). Introduction : Navigating a turbulent research landscape : Working the boundaries, tensions, diversity, and contradictions of multimethod and mixed methods inquiry. In S.N. Hesse-Biber & R.B. Johnson(Eds.), *The Oxford Handbook of Multimethod and Mixed Methods Research Inquiry*. NY : Oxford University Press.
Ivankova, N. & Kawamura, Y.(2010). Emerging trends in the utilization of integrated designs in the social, behavioral, and health sciences. In A. Tashakkori & C. Teddlie(Eds.), *The SAGE Handbook of Mixed Methods in Social and Behavioral Research*. Thousand Oaks, CA : SAGE, pp.581-611.
抱井尚子(2015). 混合研究法入門④—混合研究法の手続き(その2). 看護研究, 48(5), 500-506.
Lee, Y-J. & Greene, J.(2007). The predictive validity of an ESL placement test : A mixed methods approach. *Journal of Mixed Methods Research*, 1(4), 366-389.
Miller, W.L. & Crabtree, B.F.(1994). Clinical research. In N.K. Denzin & Y.S. Lincoln(Eds.), *The SAGE Handbook of Qualitative Research*. Thousand Oaks, CA : SAGE, pp.340-352.
Morse, J.M. & Niehaus, L.(2009). *Mixed Method Design : Principles and Procedures*. Walnut Creek, CA : Left Coast Press.
Nastasi, B.K., Hitchcock, J.H., & Brown, L.M.(2010). An inclusive framework for conceptualizing mixed methods design typologies : Moving toward fully integrated synergistic research methods. In A. Tashakkori & C. Teddlie(Eds.), *The SAGE Handbook of Mixed Methods in Social and Behavioral Research*. Thousand Oaks, CA : SAGE, pp.305-338.

第7章
混合研究法デザインとその研究例(2) 応用型編

本章の概要

第6章では，混合研究法(MMR)デザインの基本型とされる，収斂デザインと，順次デザインの一つである説明的順次デザインの研究例を紹介した。本章では，MMRの応用型として位置づけられる，社会的公正デザイン(変革的デザイン)，介入デザイン(埋め込み)，そして多段階評価デザイン(多層的デザイン)を紹介する。

三つの応用型MMRデザイン

まず，クレスウェル(Creswell, 2015／抱井訳, 2017)が基本型デザインの一類型とする探索的順次デザインの例を前章では紹介しなかったので，本章では社会的公正デザイン(変革的デザイン)の一例であり，探索的順次デザインの例でもある研究を，これら二つのデザインの研究事例として取り上げる。社会的公正デザインは，マートンズ(Mertens, 2003 ; 2007 ; 2010)によって提唱されたMMRを支える理論的枠組みの一つであり，変革の視座に基づくものである。社会の周縁に追いやられた人々を抑圧の現実から解放することを目ざすのであれば，どのような手続き的特徴をもった混合型研究であっても，このデザインの例に含めることができる[1]。近年マートンズによるこの社会的公正の理論的枠組みを，MMR

---

[1] 第5章の註9でも触れたが，テドリーとタシャコリ(Teddlie & Tashakkori, 2009)は，社会的公正の理論的視座を「デザイン」の一類型として認識することには同意していない。

を用いた参加型アクションリサーチ（Participatory Action Research；PAR）と関連づけて議論する傾向もある（例えば，Ivankova, 2014；Nastasi, Hitchcock, & Brown, 2010）。

その他にも，医療実践における臨床実験と，公衆衛生学の領域で策定・実施される健康増進プログラムの評価研究に代表される介入デザインと多段階評価デザインがMMRデザインの応用型とされている。これら二つのデザインは，いずれも保健医療研究に深い関連をもつものだが，これはデザインの類型化を提案した，本書が依拠するクレスウェルによる著書（Creswell, 2015／抱井訳, 2017）が，彼がハーバード大学の公衆衛生大学院で行なった講義ノートに基づいていることに依る。

本章も第6章同様，それぞれの研究例を，①研究の背景，②研究目的・研究設問，③データ収集と分析，④結果の統合という四つのポイントに着目してまとめる。そして，MMRという観点から筆者が強調したい研究における注目ポイントを，最後に列挙する。

社会的公正デザイン（変革的デザイン）の研究例

タイトル：Assessing resilience across cultures using mixed methods : Construction of the child and youth resilience measure（混合型研究による文化を超越したレジリエンスの測定—子どもと若者のレジリエンス尺度の開発）

著者：Michael Ungar & Linda Liebenberg

収載誌：*Journal of Mixed Methods Research*, 5(2), 126-149, 2011.

1 研究の背景

ここでは，社会的公正デザインの研究例であり，探索的順次デザインの目的の一つでもある尺度の開発を扱った研究例を紹介する（**図1**）。ここで紹介する研究の焦点は，貧困や暴力などによるさまざまな危険にさ

```
┌─────────────────────────────────────────────┐
│         レジリエンスの概念を定義             │
│   国際研究チームのメンバーが32領域に         │
│   おけるレジリエンスを4クラスターに分類      │
└─────────────────────────────────────────────┘
                    ↓
┌─────────────────────────────────────────────┐
│   【質】(QUAL)質問紙調査の項目作成           │
│   各コミュニティにおいて実施した若者に対する │
│   フォーカス・グループ・インタビューの結果を │
│   もとに,質問紙調査に含める項目を作成        │
└─────────────────────────────────────────────┘
                    ↓
┌──────────────────────┐  ┌──────────────────────┐
│【量】(QUAN)パイロット │  │【質】(QUAL)質問紙の  │
│調査の実施             │+ │妥当性を検討          │
│合目的的にサンプリング │  │パイロット調査参加者の│
│した若者に対し,58項目  │  │一部に対し一対一の    │
│からなるパイロット版   │  │インタビューを実施    │
│質問紙調査を実施       │  │(n=89)                │
│(n=1,451)              │  │                      │
└──────────────────────┘  └──────────────────────┘
                    ↓
┌─────────────────────────────────────────────┐
│  【量(QUAN)+質(QUAL)】質問紙の精緻化        │
│  二回にわたる探索的因子分析とインタビューデータのグラウンデッド・セオリー│
│  分析の結果に基づき,最終版質問紙に含める質問項目を決定│
└─────────────────────────────────────────────┘
                    ↓
┌─────────────────────────────────────────────┐
│            レジリエンス尺度の完成            │
│  尺度開発の過程において文化的特殊性またはイーミックな視点に十分な配慮が│
│  なされた(変革デザインの視座),高い文化的汎用性をもつ28項目のレジリエンス│
│  尺度が完成                                  │
└─────────────────────────────────────────────┘
```

図1 尺度開発を目的とする社会的公正／探索的順次デザインを用いた研究のダイアグラム

らされながらもたくましく生きる子どもと若者がもつレジリエンスである。これまで発展途上国の子どもたちを対象とするレジリエンス研究は,西洋先進諸国の研究者の視点から,主に質問紙調査法を用いて実施されてきている。そのため,これまでの研究では,研究対象者のもつイーミックな視点や文化的特殊性が看過されてきたという背景がある。この問題を解決する試みとして,本研究は実施された。

2 研究の目的・研究設問

国際的協働による本研究は,異なる文化的背景をもつ人々のイーミッ

クな視点を包含する高い文化的感受性と，特定の文化・文脈を超越した文化的汎用性とをバランスよくもち合わせた，内容的妥当性の高い尺度 (CYRM-28) の開発に MMR を用いて挑むものである。本研究は，周縁に追いやられるマイノリティの視点を明らかにする姿勢を強調することで，マートンズ (Mertens, 2003) による「社会的公正」または「変革」のパラダイムを，MMR を用いる上での哲学的枠組みとして掲げている。

3 データ収集と分析

本研究は，国際研究チームのメンバーが，それぞれが担当するコミュニティ内部の協力者〔ローカル研究チーム，本研究のために組織されたローカル諮問委員会 (Local Advisory Committee；LAC) のメンバー〕[2] の支援を受けて実施されている。本研究の調査対象者は，アジアや中東をはじめとする非西洋諸国の複数の地域に暮らす若者たちと，西洋諸国に暮らす少数民族の若者たちである。ここでは，調査参加者の文化的背景や経験する困難の多様性を最大化するためのサンプリングが用いられている。

調査の第一段階として，まずは国際研究チームのメンバーが一堂に会し，議論を通してレジリエンスの概念を定義するところから本研究は始まっている。この時点でチームメンバーは，レジリエンスという概念を，「逆境を上手に乗り越えていること」("doing well despite adversity") (Ungar & Liebenberg, 2011, p.132) と大まかに定義している。国際研究チームは，14 のすべてのコミュニティに共通するレジリエンスの 32 の領域を同定し，これをさらに個人，人間関係，コミュニティ，文化の 4 クラスターに分類している。

研究チームの各メンバーは，それぞれが担当する研究コミュニティにおいて，3〜15 名の若者と大人それぞれに対し，フォーカス・グループ・

---

[2] 個人的もしくは職業的 (役所や学校の教職員など) 立場から地域に暮らす問題を抱えた若者について詳しい人々からなる研究チームの諮問委員会。5 名ほどのメンバーからなる。

インタビューを実施している。このインタビューの目的は，調査参加者自身の声を反映させた質問紙を作成するために必要なデータを収集することである。逆境を上手に乗り越えていると各コミュニティ内部の協力者によって認められた若者や大人たちが合目的的にサンプリングされ，困難に直面した際にそれを乗り越える最も重要な方法は何かについて尋ねられている。

　次に，各研究サイトで実施されたフォーカス・グループ・インタビューの分析結果をもとに，質問項目が作成されている。国際研究チームが先に同定したレジリエンスの32の領域と，それらをグループ化することで得た四つのクラスターが軸となり，質問項目がテーマ別に分類されている。また，これらの領域にあてはまらないような質問項目についても，各コミュニティ内のLACのメンバーが重要と判断するものについては質問紙の中に残すようにしている。研究責任者が14すべてのコミュニティから収集した質問項目を一つにまとめ，チームメンバーとの合議の結果，最終的に文化を超越して汎用性があると思われる58の質問項目を選定している。

　五件法で測定する58項目の質問紙（パイロット版CYRM）は，レジリエンスのもつ文化的多様性を包括するものとなっている。各コミュニティにおいて，LACのアドバイスのもとローカル研究チームが合目的的に選定した，逆境を上手に乗り越えているとされる若者がパイロット調査に参加している。各サイト60名またはそれ以上が参加している。最終的にすべての研究サイトで実施したパイロット調査のサンプルサイズの合計は，1,451名（男子n＝694，女子n＝757）だった。

　次に，CYRMのパイロット調査の結果に文脈性をもたせるための，一対一の半構造化インタビューを実施している。ここでは，各コミュニティにおいて質問紙調査に参加した若者の中から，なるべく男女比が等しくなるように調査参加者をLACのアドバイスのもとに合目的的に選定して

いる。インタビューで調査参加者は，自身が直面したリスクと，それを乗り越えるために活用したリソースに関する質問に答えている。全地域を合計したインタビュー調査のサンプルサイズは89名(男子n＝32，女子n＝57)だった。

58項目からなるCYRMのパイロット調査から得た数量的データと，一対一の半構造化インタビューから得た質的データ(英語版)は，すべての研究サイトで共有され，両データは同時に分析されている。数量的データには二回にわたる探索的因子分析(exploratory factor analysis ; EFA)[3]が施されている。

一回目のEFAは調査参加者のレジリエンス経験の解釈を探索するためのものである。当初，CYRMの質問項目は，発達心理学者ユリー・ブロンフェンブレナー(Urie Bronfenbrenner)の生態学的モデルに合致する，個人，人間関係，コミュニティ，文化の4クラスターを想定して作成されていたが，EFAの結果，4因子構造は保持されなかった。この尺度の妥当性の欠如の原因について検討するため，インタビューデータをグラウンデッド・セオリーによって分析したところ，レジリエンスの概念は離散的なカテゴリーに分類することはできず，① 物質的資源へのアクセス，② 人間関係，③ アイデンティティ，④ パワーとコントロール，⑤ 文化の順守，⑥ 社会正義，⑦ 社会的凝集性といった複数の側面が共起して存在していることが明らかになった。

二回目のEFAは，14すべての研究サイトに共通するレジリエンスの概念について最もよく説明する項目を抽出する目的で行なわれている。地域，ジェンダー，社会的凝集性の違いにおける測定不変性を検討し，最終的にはあらゆるコンテクストにおいて第一因子に高い因子負荷量をもつ項目を残している。また，統計分析の結果から削除の対象となった

---

[3] ここで確認的因子分析(confirmatory factor analysis ; CFA)を使用しなかったことについて著者らは研究の限界として認めながらも，尺度開発の初期段階において早急にCFAを用いることの危険性についても同時に指摘している。

項目でも，理論的な観点やインタビューデータの分析結果から意味があると思われるいくつかの項目については残している。

4 結果の統合

本研究では，インタビュー調査も質問紙調査も，尺度項目の作成段階とその検証段階において二段階にわたって実施されており，探索的順次デザイン（QUAL→QUAN）と収斂デザイン（QUAN＋QUAL）との組み合わせによる複合デザインになっていることがわかる。本来，尺度の妥当性の検証は統計的に行なわれるのが一般的であるが，本研究はあえて既存の尺度とCYRMとの収束的妥当性や弁別的妥当性を測定するのではなく，質的データの分析結果を尺度項目の作成プロセスのいたるところで利用している。例えば，たとえ統計的な観点から削除したほうがよい項目であっても，理論的観点やインタビュー調査の結果から意味があると思われる項目については，残すという判断をしている。このことは，本研究が質的研究と量的研究の双方に同等に重要な役割を付与していることの表われになっている。

比較文化研究に用いる尺度開発をめざした本研究においては，調査参加者のもつイーミックな視点と，統計分析によって明らかとなる科学的，客観的なエティックな視点の間を質的アプローチと量的アプローチを用いて行きつ戻りつすることによって，文化的汎用性のある，子どもと若者のレジリエンス尺度の開発に成功している。この点において，本研究はMMRのもつ利点を最大限に活かしているといえる。

〈注目ポイント〉

1. MMRを用いた尺度開発では，研究目的に深く関連する意味のある語りや文章をデータとし，分析するところから始まる。この質的データの分析結果を通して得られるテーマは尺度の因子となり，各テーマの中

の個々のコードは変数となり，インビボ・コードは尺度の中の質問項目として使用される(Creswell & Plano Clark, 2011)。作成された質問紙の妥当性・信頼性の検証は，質的研究で用いたものとは異なるサンプルに対する質問紙調査によって行なわれる。この，MMRの探索的順次デザインが本研究では用いられている。なお，本研究において開発された尺度の収束的妥当性や弁別的妥当性の存在については明らかではない。

2. 質的研究の結果に基づき尺度を開発することは，研究者のエティックな視点ではなく，調査参加者のイーミックな視点を，尺度項目に反映させることを可能にする。これは，比較文化研究においてしばしば指摘される，特定文化の視点を比較対象となるもう一つの文化に押しつける「強制されたエティック(imposed etic)」の問題に効率的に対処することになる。また，本研究では，イーミックな視点を提供することで尺度項目の作成に協力する人々の中に，各研究サイトの調査参加者(子どもと若者)のみならず，より専門的知見をもったコミュニティの成員(LACメンバー)も含まれている。さらに，質問項目の作成にあたり用いるワーディングについても，文化を越えて適切なものとなるよう，研究サイト全体で何度も交渉され，修正されている。

3. 質的研究を用いて調査参加者のイーミックな視点を検討する努力は，マートンズが主張するMMRにおける変革の視座に共鳴するものである。社会的弱者や文化的に周縁に追いやられた人々を対象とする研究においては，測定における公正性が重要になる。MMRが，文化的汎用性をもった尺度開発において特に有益であることは，すでにアンソニー・オンウェノブージー(Anthony J. Onwuegbuzie)ら(Onwuegbuzie, Bustamante, & Nelson, 2010)によって指摘されているが，本研究はこの指摘を具体的な形で示した経験的研究例といえる。

介入デザイン（埋め込み）の研究例

タイトル：Practices for embedding an interpretive qualitative approach within a randomized clinical trial（解釈的質的アプローチを無作為化比較試験に埋め込む実践）

著者：Vicki L. Plano Clark, Karen Schumacher, Claudia West, Janet Edrington, Laura B. Dunn, Andrea Harzstark, Michelle Melisko, Michael W. Rabow, Patrick S. Swift, & Christine Miaskowski

収載誌：*Journal of Mixed Methods Research*, 7(3), 219-242, 2013.

1 │ 論文の背景[4]

　本論文は，5年プロジェクトである「がん患者の疼痛管理における自己治療（セルフケア）に関する研究」の一環として著者らが携わった，無作為化比較試験（RCT）の中で質的データを活かす介入デザインの例を紹介したものである（図2）。

　介入デザイン（埋め込み）においては，通常，量的研究部分（臨床実験）が主となり，質的研究部分は補足的な役割を果たす（QUAN [qual] と表記）とされてきた。したがって，著者らは当初，質的研究部分においてもなるべく多くの調査参加者からデータを収集し，客観的で表層的な内容分析を実施する予定であった。しかし，収集された質的データの内容があまりにも濃密であったため，研究プロトコール[5]を変更し，質的データに対し解釈主義的アプローチによるデータ分析を施すに至っている。また，本論文の著者らが質的研究部分の分析を行なっている段階

---

[4] 本論文は，臨床実験研究そのものの結果報告をまとめた経験的研究論文ではなく，実験研究を通して著者らが得た MMR に関する洞察をまとめた方法論的論文である。したがって，ここは「研究の背景」ではなく，「論文の背景」とする。
[5] 研究計画

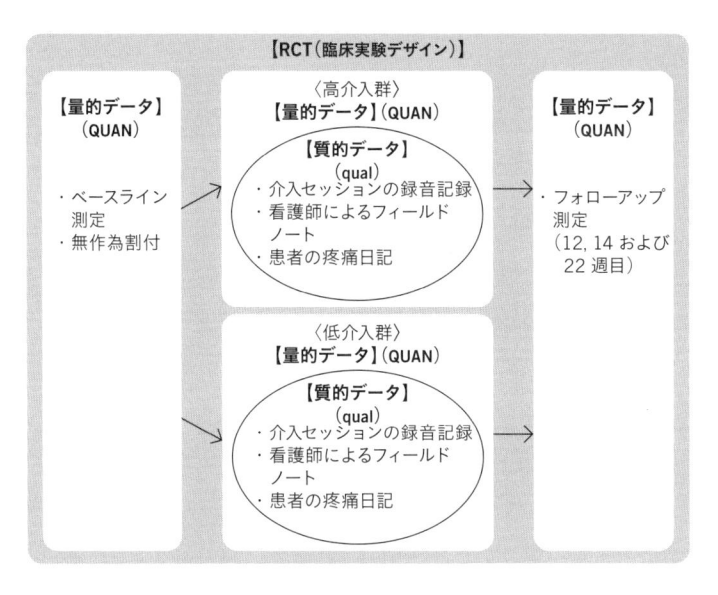

```
┌─────────────────────────────────────────────────────────────────────┐
│                    【RCT（臨床実験デザイン）】                          │
│                                                                     │
│  【量的データ】        〈高介入群〉              【量的データ】          │
│   (QUAN)           【量的データ】(QUAN)          (QUAN)             │
│                    ┌──────────────┐                                │
│                    │【質的データ】  │                                │
│  ・ベースライン      │  (qual)      │          ・フォローアップ        │
│    測定      →    │・介入セッションの│    →      測定                │
│  ・無作為割付       │  録音記録     │           (12, 14 および       │
│                    │・看護師による   │            22 週目)           │
│                    │  フィールド    │                                │
│                    │  ノート       │                                │
│                    │・患者の疼痛日記 │                                │
│                    └──────────────┘                                │
│                                                                     │
│                     〈低介入群〉                                      │
│                    【量的データ】(QUAN)                               │
│                    ┌──────────────┐                                │
│                    │【質的データ】  │                                │
│                    │  (qual)      │                                │
│              →    │・介入セッションの│    →                          │
│                    │  録音記録     │                                │
│                    │・看護師による   │                                │
│                    │  フィールド    │                                │
│                    │  ノート       │                                │
│                    │・患者の疼痛日記 │                                │
│                    └──────────────┘                                │
└─────────────────────────────────────────────────────────────────────┘
```

図2　複合的な介入デザインを用いた研究のダイアグラム
Plano Clark, et al. (2013)の図2 (p.231)をもとに筆者が作成。

ではRCTの検証結果は出ていなかった。そのため著者らは，データ収集の段階においてRCTの制約を受けながらも，分析の段階では質的研究アプローチの長所を十分に活かし，先入観に影響されることなく深い知見を得ることに成功している。

2 論文の目的[6]

本論文の目的は，RCTの枠組みの中で解釈的アプローチによる質的研究の実践を行なうことで研究プロジェクト全体にどのようなメリットをもたらし得るかを，MMR／質的研究の専門家としてプラノ・クラークらが携わった，PRO-SELF Plusと呼ばれるRCTの事例を通して示すことである。なお，本論文は調査結果と考察を含む経験的研究論文とは異

---

[6] 註4の理由から，同様に「研究の目的」ではなく，「論文の目的」とする。

なるが，QUAN［qual］の埋め込みにおける質的研究の役割に対し豊かな示唆を与える論文であるため，ここで紹介する。

3 │ データ収集と分析

本論文で紹介されている研究の大きな枠組みはRCTである。ここで効果検証の対象となっている介入プログラムは，看護師による疼痛管理指導である。本調査の参加者は，骨転移をし，疼痛管理に困難をきたしたがん患者であった (n = 308)。RCT参加者は，無作為割付により高介入群と低介入群の2群に分けられている。本論文は，RCTにおける質的研究の役割および実践のあり方に特に着目した論文である。

看護師による疼痛管理指導の具体的な内容は，本RCTの前に実施された介入プログラムを拡張したもので，その際に実施された質的研究の結果に基づき策定されている。疼痛管理指導では，患者との最初のやりとりにおいて患者の状況を評価し，疼痛管理に関するよくある誤解や関連トピックについて教育を実施し，その上で，疼痛管理の問題を同定し，個々の患者に合った問題解決法の手ほどきを行なう。続くやりとりでは，患者個人のニーズの測定や処方された投薬計画を自宅で実施するための，患者(任意でケアギバーも含む)へのコーチングを実施するといった内容のものであった。高介入群は，看護師と16回のやりとりをもち，最大12時間，10週にわたる疼痛管理指導を受ける。一方，低介入群は，看護師と10回のやりとりをもち，最大8時間，10週にわたる疼痛管理指導を受ける。

大きな枠組みであるRCTにおいては，量的データ収集が次のように計画された。それは，最初のベースラインデータの収集，10週間にわたる介入実施期間中の繰り返し測定，そして，12週目，14週目，22週目の三回にわたるフォローアップ測定である。ここでは，疼痛の強さ，鎮痛剤の投与，症状や副作用に関する知識，そして自己効力感の測定と，

それらについての高・低介入群の差の検証が予定されていた。なお，プラノ・クラークらが本論文を執筆し終わった時点において量的調査は完了しておらず，RCTに関する結果は報告されていない。

　質的データの収集は，上記のRCTの枠組みの中で実施されている。42名の調査参加者から，10週間の介入期間中に，量的データの収集と並行して質的データが収集されている。それらは，① 看護師，患者（時には家族も加えた）の対面および電話でのやりとりの録音，② 看護師のフィールドノート，そして，③ 患者がつける疼痛日記である。これらのデータはコード化・カテゴリー化され，メモ書きも用いられながら質的に分析された。RCTの枠組みで質的研究を実施することで，プラノ・クラークらは，① 患者と介護をする家族の視点から，疼痛管理の難しさについて，時間の経過に沿ってパタンを記述する，② 患者と介護をする家族によって用いられる疼痛管理の戦略について，時間の経過に沿ってパタンを記述する，③ 患者および介護をする家族と介入を行なう看護師の相互作用について，時間の経過とともにパタンを記述する，といったことをめざした。

4 統合への示唆[7]

　本論文が執筆されたのは，実際にRCTの検証結果が明らかにされる前であった。したがって，質的・量的データ分析の結果の統合についての具体的な議論は本論文ではなされていない。しかしながら，介入デザインを用いた本論文の統合が，量的研究による介入プログラムの効果検証の結果と，質的研究によるRCTのプロセスとコンテクストの解釈的分析結果とを関連づけることによって達成され得ることに言及している。

---

[7] 本論文は，研究報告を目的とする実証研究論文ではない。そのため「結果の統合」という下位タイトルでは不適切であるため，このような下位タイトルにした。

本論文は，RCTにおける質的データの新たな可能性に光を当てるものである。介入デザインにおいて質的データを最大限に活かすためのデータ収集・分析のあり方について，プラノ・クラークらは次の提案を行なっている。それらは，① 研究プロジェクトの初期計画に基づき，質的研究の目的と方法を設定する，② 時間をかけて濃密なデータを収集する，③ 質的データ分析にチーム・アプローチを用いる，④ サンプルサイズを小さめに抑える，⑤ 動的かつ重層的なデータ分析を行なう，⑥ 初期段階の分析において，量的データ分析と質的データ分析をあえて切り離して行なう，である。

〈注目ポイント〉

　1. 本論文は，埋め込みに対する著者らの批判的考察であると同時に，「ついでに収集したようなデータで何がわかるのだ」といった，埋め込みへのこれまでの批判や，本デザインが質的研究を従属的・補足的地位に貶めているという批判 (Howe, 2004) にも応答している。著者らは，埋め込みにおける質的研究の果たす役割に新たな可能性を見いだすと同時に，当該デザインにおいて質的データを十分に活かすためのデータ収集・分析の方法を具体的に提案している。著者らによるこれらの貢献は，埋め込みの可能性を拡張したといえる。

　2. 解釈的アプローチによる質的研究をRCTの枠組みの中で実施することで，分析結果は介入実験のプロセスの単なる記述を超越し，介入プログラムが実施されるコンテクストと調査参加者たちの経験を深いレベルで明らかにすることを可能にすることを本論文は示している。量的研究が主要となる埋め込みにおいても，時間をかけて丁寧に質的研究のデータ収集・分析を行なうことで，質的研究は決して補足的な役割に甘んじるのではなく，RCT全体を重層的に考察することを可能にする

力があることを，本論文は主張している。

3. 本論文の発表時には量的調査が完了していなかったため，質的研究から明らかになった調査参加者の見解と介入効果の検証結果の統合は，少なくとも本論文中では紹介されていない。しかしながら，特定の介入プログラムの効果の有無を検証する上で，なぜ効果があるのか，もしくは効果がないのかといった因果関係の検討を質的研究が支援し得ること (Maxwell, 2004) は，本論文の主張からも明らかである。その意味では，効果の高い優れた介入プログラムの開発とその検証においては，質的・量的研究結果の統合がもたらす知見が不可欠であり，MMRの使用が標準となることが望ましいといえよう。

多段階評価デザイン（多層的デザイン）の研究例

タイトル：Evaluation design for a complex intervention program targeting loneliness in non-institutionalized elderly Dutch people（施設外で暮らすオランダ人高齢者の孤独に対する複合的介入プログラムの評価デザイン）
著者：Rianne de Vlaming, Annemien Haveman-Nies, Pieter van't Veer, & Lisette CPGM de Groot
収載誌：*BMC Public Health*, 10, 552-560, 2010.

1 論文の背景 [8]

本論文は，オランダ東部のコミュニティに暮らす高齢者の「孤独」問題を軽減する目的で策定された，「ヘルシー・エイジング」（Healthy Aging）と呼ばれる介入プログラムの効果に対する評価研究プロトコールを紹介し

---
[8] 本論文は，臨床実験研究そのものの結果報告をまとめた経験的研究論文ではなく，実験研究を通して著者らが得たMMRに関する洞察をまとめた方法論的論文である。したがって，ここは「研究の背景」ではなく，「論文の背景」とする。

```
形成的評価の段階          【量(QUAN)＋質(QUAL)】         2007年
    量・質              コミュニティの分析
(トライアンギュレーション)    コミュニティにおける高齢者,各集団,
                       政策決定者のニーズ調査の実施
                              ↓
                       介入プログラムの策定
                      介入プログラムの目的と具体的な
                           活動内容を決定
                              ↓
                        評価デザインの決定
                     調査アプローチ,評価項目(変数),
                     サンプルおよびサンプル数を決定
                              ↓
短期的評価の段階              【量】(QUAN)                2008年
量・質(埋め込み)          ベースライン・データの収集        8月〜10月
                                                  介入プログラム
   【量】(QUAN)              【量】(QUAN)           の実施期間
      統制群                   実験群              2010年
   データ収集・分析             データ収集・分析         8月〜10月
   【質】(qual)
                              ↓
                  介入プログラムの短期的効果の報告
```

図3 多段階評価デザインを用いた研究のダイアグラム

たものである。これは，研究者，医療および精神医療の実践家，政策立案者の共同チームによる実践主導型の介入プログラムである(**図3**)。本プロジェクトの背景には，高齢者と孤独の問題という公衆衛生学的研究の関心がある。また，昨今世界中で高まってきている，エビデンスに基づく介入プログラムの実践への要請がある。

2　論文の目的[9]

　本論文の目的は，相互に影響し合う複数の構成要素からなる複合的な介入プログラムの効果や，費用効率を評価する方法としての多段階

[9] 註8の理由から，同様に，「研究の目的」ではなく，「論文の目的」とする。

評価デザインの適切性について議論することである。本論文は，評価研究に用いられるデザインに関する検討に紙幅のほとんどを割り，介入プログラムの評価の検証結果の報告までは含んでいない。しかし，多段階評価研究をどのように実施するかについての具体的なイメージを与えてくれるものである。

3 データ収集と分析

本プロジェクトは，オランダ東部の地方のエピ村の高齢者を対象に実施されたもので，2007年の介入プロジェクトの開始から2010年の効果の評価に至るまで，全五段階の行程をもつ。それらは，第一段階のコミュニティの分析（コンテクスト分析およびニーズ分析），第二段階の介入プログラムの計画と開始，第三段階の介入プログラムの実施と展開，第四段階の維持と強化，そして第五段階の報告と再評価である。著者らは本プロジェクトを，複数の構成部分からなる「複合的介入」と定義している。

初期段階の先行研究調査の結果から，「孤独」(loneliness) の概念は，社会的接触に対する個人の欲求と現実との差と定義され，介入プログラムの目的は，自宅で暮らす65歳以上の高齢者の孤独感を，2年間で10%減少させることと設定された。本介入プログラムの内容は，高齢者の講座の受講や，地域の福祉団体主催の活動への参加である。

本介入プログラムの評価研究では，次の研究設問が立てられている。それらは，「孤独を抱える高齢者数の増加と孤独をもたらす要因に，時間経過に伴う変化はあるのか」と，「変化があったとすれば，それらは複合的介入プログラムに起因するといえるのか」である。調査参加者は，地元紙掲載の記事，ポスター，情報ミーティングなどのマスメディアによるキャンペーンを通して募集されている。不等価2群事前事後テスト[10]デザインによる介入プログラムの効果検証を実施する目的で，エピ村と

人口統計的特徴において類似するコミュニティが統制群として用いられている。

基本データは，2008年8〜10月の期間に，孤独，ライフスタイル，健康指標，人口統計的特徴に関する質問を含む60項目，20ページからなる自記式質問紙によって収集されている。最終的に，実験群で905名，統制群で897名から回答が寄せられ，回答率は67%であった。複合的介入プログラムの全体効果の測定には，コミュニティの分析調査の結果や，先行研究調査を踏まえた論理モデルに基づき選択された結果変数(ネットワーク構造，ネットワーク機能，社会的従事，ヘルス・リテラシー)が用いられた。これらの結果変数について，尺度を用いて実験群と統制群を比較し，さらに，事前事後テストの結果の比較によって，時間の経過とともに孤独に悩む高齢者数がどのように変化するのか，また，孤独をもたらす要因が何かを特定することが可能となる。

さらに，質問紙調査を補完する目的で，介入プログラムの各構成部分に関する評価も実施する。ここでの研究設問は，「観察される変化は，どのように説明され得るのか。そして，介入プログラムにおいて活発な部分は何か」である。具体的には，プロジェクトメンバーからの介入プログラムに対するフィードバック(質問紙調査)や，実際に提供される介入の量(例えば，関連記事の地元紙における掲載数，開講される講義数，開催されるミーティング数など)に対する評価，介入プログラムへのリーチ(アクティビティごとの参加者数)によって評価される。各アクティビティへの参加者のフィードバックは，散会時にインフォーマルな方法または質問紙を用いて収集することになっている。さらに，アクティビティへの参加に対するモチベーションや参加することの価値といった，調査参加者の介入プログラムの受容を理解するために，複数回の深層インタビューによる質的調査を

---

[10] 実験群の他に統制群を導入し，事前に測定することで2群の等価性を確かめる方法。無作為割付がない点を除いてRCTと類似している。

高齢者に対して実施することが予定されている。

4 統合への示唆[11]

上述した多段階評価研究例は，介入プログラムの短期的および長期的効果を検証するものである。本プロジェクトでは，形成的評価の段階から短期的評価の段階までが示されている。両段階のそれぞれにおいて，質的・量的データが収集・分析されている。まず，形成的評価段階では，介入プログラムの対象となる高齢者および彼(女)らが暮らすコミュニティの組織や政策策定に関わる人々へのニーズ調査を，質問紙調査およびインタビューを用いて実施している。ここでは質的・量的データがトライアンギュレーションの目的で同時に収集されている(収斂デザイン)。

プロジェクト開始から1年後には自記式質問紙によるベースラインデータが収集され，介入プログラムが開始されている。プロジェクト開始から3年後には，短期的効果の評価実験が開始され，ここでは統制群を用いた不等価2群の準実験デザインによる検証が実施されている。効果測定に際し，実験群においては質問紙と深層インタビューにより量的データと質的データの両方が収集される予定となっている(介入デザイン)。

本論文発表時には短期的効果に関する評価研究は完了していなかったため，実際にプログラムに効果が認められたか否かは不明である。しかしながら，多段階評価デザインが複数の要素から複合的に構成されていることを示すわかりやすい例と思われたため，ここで紹介した。

---

[11] 本論文は，研究報告を目的とする実証研究論文ではない。そのため「結果の統合」という下位タイトルでは不適切であるため，このような下位タイトルにした。

〈注目ポイント〉

1. 本論文で紹介されている評価研究では,自然状況においてコミュニティ生活者からデータを収集しているため,無作為割付によって調査参加者を実験群と統制群に分けることができない。そのため,介入プログラムの対象となるエピ村と人口統計的特徴において類似するコミュニティが統制群として用いられ,不等価2群の準実験デザインが用いられている。したがって,二つのグループの間に厳密な等価性は担保されていない。2群が不等価であることによる内的妥当性への脅威を軽減するために,本評価研究では両群に対して事前事後テストを実施している。

2. 本評価研究のサンプルサイズは,検出力と効果量に基づき930名が必要であることが算出されている。しかしながら,以前に実施した別の質問紙調査の経験から70%の回答率が見込まれたため,実際には各群ともに1,350名に増やしてサンプリングを行なっている。また,調査参加者の半数以上が75歳以上となるようにサンプリングが行なわれている。

3. 本評価研究の強みは,複合的介入プログラム全体の評価と個々の介入要素の評価の両面からアプローチする点である。また,時間の経過とともに介入プログラムの効果がどのように変化するのかを検証できる点は,多段階評価デザインのもつ利点である。

まとめ

本章で紹介した三つのデザインの例は,いずれもクレスウェル(Creswell,

---

12 介入デザインのような複雑なものではなく,第6章の図1(p.77)において紹介しているようなMMRデザインの原型の一つであるシンプルな埋め込みも,この構成要素の一つになるといえよう。

2015／抱井訳, 2017)が応用型デザインと呼ぶものである。応用型デザインは一見複雑にみえるのだが, 研究の開始から終了までの流れを段階ごとに丁寧に追っていくことにより, その一つひとつの構成要素は基本型デザイン (収斂デザイン, 説明的順次デザイン, 探索的順次デザイン) になっていることがわかる[12]。つまり, 裏を返せば, ひとたびデザインの基本型を理解すれば, それらをベースにいくらでも複雑なデザインに発展させることが可能であるということだ。

引用文献

Creswell, J.W. (2015). *A Concise Introduction to Mixed Methods Research*. Thousand Oaks, CA : SAGE. ／抱井尚子訳 (2017). 早わかり混合研究法. ナカニシヤ出版.

Creswell, J.W. & Plano Clark, V.L. (2011). *Designing and Conducting Mixed Methods Research* (2nd ed.). Thousand Oaks, CA : SAGE.

de Vlaming, R., Haveman-Nies, A., Van 't Veer, P., & de Groot, L. CPGM. (2010). Evaluation design for a complex intervention program targeting loneliness in non-institutionalized elderly Dutch people. *BMC Public Health*, 10, 552-560.

Howe, K.R. (2004). A critique of experimentalism. *Qualitative Inquiry*, 10(1), 42-61.

Ivankova, N.V. (2014). *Mixed Methods Applications in Action Research : From Methods to Community Action*. Thousand Oaks, CA : SAGE.

Maxwell, J. (2004). Causal explanation, qualitative research, and scientific inquiry in education. *Educational Researcher*, 33(2), 3-11.

Mertens, D.M. (2003). Mixed models and the politics of human research : The transformative-emancipatory perspective. In A. Tashakkori & C. Teddlie (Eds.), *The SAGE Handbook of Mixed Methods in Social and Behavioral Research*. Thousand Oaks, CA : SAGE, pp.135-166.

Mertens, D.M. (2007). Transformative paradigm : Mixed methods and social justice. *Journal of Mixed Methods Research*, 1(3), 212-225.

Mertens, D.M. (2010). *Research and Evaluation in Education and Psychology : Integrating Diversity with Quantitative, Qualitative, and Mixed Methods*. Thousand Oaks, CA : SAGE.

Nastasi, B. K., Hitchcock, J. H., & Brown, L. M. (2010). An inclusive framework for conceptualizing mixed methods design typologies : Moving toward fully integrated synergistic research methods. In A. Tashakkori & C. Teddlie (Eds.), *The SAGE Handbook of Mixed Methods in Social and Behavioral Research*. Thousand Oaks, CA : SAGE.

Onwuegbuzie, A.J., Bustamante, R.M., & Nelson, J.A. (2010). Mixed research as a tool for developing quantitative instruments. *Journal of Mixed Methods Research*, 4(1), 56-78.

Plano Clark, V.L., Schumacher, K., West, C., Edrington, J., Dunn, L.B., Harzstark, A., Melisko, M., Rabow, M.W., Swift, P.S., & Miaskowski, C. (2013). Practices for embedding an interpretive qualitative approach within a randomized clinical trial. *Journal of Mixed Methods Research*, 7(3), 219-242.

Teddlie, C. & Tashakkori, A. (2009). *Foundations of Mixed Methods Research : Integrating Quantitative and Qualitative Approaches in the Social and Behavioral Sciences*. Thousand Oaks, CA : SAGE.

Ungar, M. & Liebenberg, L. (2011). Assessing resilience across cultures using mixed methods : Construction of the child and youth resilience measure. *Journal of Mixed Methods Research*, 5(2), 126-149.

第 8 章
混合研究法における今後の課題

本章の概要

　本章までは，混合研究法(MMR)のコミュニティの多様性，MMR 発展の歴史，MMR の定義，特徴，および研究手続きについて概説し，MMR デザインの具体的な研究事例についても紹介した。そこで，最終章である本章では，MMR における今後の課題を取り上げる。本書の第 1 章でもいくつかの課題を紹介したが，本章では混合型研究の質の評価，研究報告書の執筆，MMR の教育，そして研究実践におけるチーム・アプローチの可能性，さらに，データ分析ソフトウェアを用いて実施する質的研究主導型 MMR の可能性について，より詳細に述べたい。

MMR の質の評価

　MMR を実践しようとする研究者にとって最も気になるのが，混合型研究の質がどのような規準によって評価されるのかという点であろう。評価規準は，研究実践の一連のプロセスを導く重要なポイントといえる。では，具体的な評価規準は何かと諸文献をあたってみると，そこには多様な考え方があることに気づくだろう[1]。この状況を，多様性を容認する MMR ならではの特徴と肯定的に捉えることもできるだろうが，評価規準が未収斂であることに端を発する混乱状態として，深刻な課題と捉えることもできよう。多様性を認めつつも，共有可能な核となる規準をある程度準備することは不可欠であり，これまでもこの課題について多くの

試みがなされてきている。

本章では，上述の試みの一例として，アリシア・オキャセイン（Alicia O' Cathain）（O'Cathain, 2010）による領域別諸規準について紹介する。オキャセインは，タシャコリとテドリー（Tashakkori & Teddlie, 2003）による「**推論の質（inference quality）**」という規準を土台に，混合型研究の質の評価に関する多様な見解の整理を試みている。ここでいう「推論の質」とは，質的・量的調査結果から導出された結論のクオリティを評価するための規準を指す。ここには，結論そのものだけではなく，それが導出される過程（つまりデザイン）の適切性も含まれる（Tashakkori & Teddlie, 2003）。

オキャセイン（O'Cathain, 2010）は，上述の「推論の質」を土台に，① 計画段階，② デザインの質，③ データの質，④ 解釈の厳密性，⑤ 推論の転用可能性，⑥ 報告書の質，⑦ 統合可能性，⑧ 有用性の八つの領域における独自の評価規準を提案している。以下に各領域別評価規準を概説する。

領域1：計画段階

混合型研究の計画段階において重要となる評価の規準とは，① 研究の基盤がしっかりとした先行研究調査に基づいているか，② MMRを使用する根拠が明確か，③ 研究のパラダイム，デザイン，データ収集，データ分析，そして結果報告の方法が，研究計画書に詳細に述べられているか，④ 時間，資金，研究者の人数と彼（女）らの専門的知識に照らし合わせて，計画中の混合型研究に実行可能性はあるのかといった，

---

1 評価研究の分野において，早くからMMRの使用を推進してきたジェニファー・グリーンは，当該アプローチの研究評価の難しさが，哲学的前提を共有しない複数の研究視座を混合するところにあると指摘している。複数の視座には，量的研究がもつサンプルの代表性および研究結果の一般化可能性の追求，質的研究がもつサンプルの豊潤さおよび研究結果の有意味性の追求，さらにはアクション・リサーチがもつ研究結果を社会変革につなげることに意義を求める姿勢などが挙げられる。グリーンは，結局のところ，個々の研究者の創造力によって，自身の研究にとって何が的確な評価規準であるかを見定めることが求められるとしている。一方で，混合型研究全般に共通する評価規準の軸として，タシャコリとテドリー（Tashakkori & Teddlie, 2003）が主張する「推論の質」（inference quality）の重要性も，オキャセイン同様挙げている（Greene, 2007）。

計画段階における厳密性を問うものである。

領域2：デザインの質

　混合型研究をデザインする段階において重視すべき評価規準とは，① デザインの類型をはじめとし，アプローチの優先順位，異なる方法を並列的または順次的に配置する理由やデザインに関する重要な側面についての言及はあるのか，② デザインが，質的・量的研究を統合する目的や研究を支えるパラダイムに適合しているか，③ デザインが，研究の広さ（量的研究との関連大）と深さ（質的研究との関連大）を最大限に利用するものとなっているか，④ デザインが，調査の実施段階においても妥協を許すことなく厳密なものとなっているか[2]といった，デザインの質に関する一連の事柄を問うものである。

領域3：データの質

　混合型研究のデータ収集・分析段階において重視すべき評価規準とは，① 質的・量的方法に関する詳細な記述（研究における役割，データ収集，サンプリング，サンプルサイズ，分析）があるか，② 質的・量的方法が，妥協することなく厳密に用いられているか，③ 質的・量的方法のそれぞれにおいて，適切なサンプリングの方法とサンプルサイズが用いられているか[3]，④ データ分析のテクニックが，研究設問に答える上で適切なものであり，さらに適切に分析が実施されているか，⑤ 分析の段階における統合は適切に行なわれているか[4]といった，データの質に関する一連の事柄を問うものである。

---

[2] 例えば，トライアンギュレーションの目的で，質的・量的データが並列的または独立的に収集・分析されていなかった場合，デザインの厳密性について妥協していることになる（O'Cathain, 2010）。
[3] 量的研究では，ランダムサンプリングを用い，大きなサンプルサイズを確保して調査結果の一般化をめざす。一方，質的研究では，調査者が知りたい情報を得る上で最も適した対象を，合目的的サンプリングを通して比較的少数選び，トピックを深く探究することをめざす。MMRでは，さらに，質的・量的研究で用いられるサンプルの関係にも検討を加える必要がある（O'Cathain, 2010）。

領域4：解釈の厳密性

　混合型研究の結果の解釈段階において重視すべき評価規準としては，①どの調査結果が，質的・量的研究アプローチのどちらによって明らかになったのかが明確か，②調査者の推論が，その根拠となる調査結果と一貫性をもっているか，また，限られた調査結果から複数の推論が導き出される際に，これらの推論の間に矛盾はないか，③調査者の推論が，現在共有されている知見や理論と矛盾していないか，④同一の調査結果から，他の研究者や調査参加者が同じような結論に到達するか，⑤調査者が導出した結論が，他のいかなる結論よりも信憑性があるか，⑥質的・量的研究から導出されたそれぞれの推論が，それらを統合することによって得られたメタ推論に十分に包含されているか[5]，⑦調査結果に矛盾が生じた際に，その原因を探究し，説明しているか，⑧推論が，調査目的，調査全体の研究設問と，研究設問の枠組みの中で設定された具体的な質問と対応しているかといった，解釈に関する事柄を問う。

領域5：推論の転用可能性

　推論の転用可能性とは，混合型研究の結果が他の状況にどの程度転用可能かを問う規準である。つまりこれは，量的研究でいうところの外的妥当性と，質的研究でいうところの転用可能性に該当する。MMRでは，これら二つの概念に加え，メタ推論の転用可能性を考慮する必要がある。転用可能性の類型には，他の生態（コンテクストや状況），母集団（集団や個人），時間（未来），そして理論（行動測定方法）に対する転用可

---

[4] 例えば，一方のデータからもう一方のデータへの変換が適切になされているか，一方の研究アプローチから導出された調査結果がもう一方の研究アプローチの分析を適切に導いているか，ケース内またはケース間において両方のタイプのデータがマトリックスに適切に配置されているか，といったところを評価する（O'Cathain, 2010）。

[5] 例えば，チームとして調査にあたる場合，誰が質的・量的研究を行うなか，誰がより力をもっているかによって，データにみられる矛盾をどのように解釈するかに影響を与えることになる（O'Cathain, 2010）。

能性の四つがある[6]。

領域6：報告書の質

混合型研究の結果の報告段階において重視すべき評価規準とは，① 着手した混合型研究を，調査者が，使用可能な時間・費用・スタッフの制限範囲内で完了し，包括的な最終報告を行なうに至っているか[7]，② 調査の重要なポイントが明確に報告されているか，③ 混合型研究を実施したからこそ得ることのできた知見はあるのかといった，報告書の質に関する事柄を問う。

領域7：統合可能性

量的研究におけるメタ分析は広く知られている分析方法である。これは，発表された複数の研究結果を統計的に比較または統合することで，単一の研究結果のみでは捉えることのできない新たな知見を得ることができる手法である。近年は，質的研究のメタ分析手法も開発されている[8]。MMRについてもそのような分析手法が，"Mixed Studies Review"という名称で看護学研究者によって提案されている[9]。複数の研究結果を統合する際に重要になるのが，分析対象となる研究の選択である。その選択において用いられる規準が，この統合可能性の規準(synthesizability)ということになる。ここでは，量的研究，質的研究，そして混合型研究の統合可能性を評価する，合計15の規準が提案されている。

---

[6] Teddlie & Tashakkori (2009)を参照。
[7] 例えば，報告書の出版に長い年月を費やす，調査費用が超過する，スタッフがバーンアウトする，調査のほんの一部のみを報告する，といったことは，この評価規準を満たしていないことになる(O'Cathain, 2010)。
[8] Paterson, Thorne, Canam, & Jillings (2001)を参照。
[9] Pluye, Gagnon, Griffiths, & Johnson-Lafleur (2009)を参照。

領域 8：有用性

この規準は，研究の結果が現実社会にとって有用であるか否かを問うものである。例えば，研究によって生み出された知見が医療従事者によって広く利用されることによって，結果的に現場の問題が解決されるのであれば，研究は有用性の規準において高く評価されることになる。医療の他にも教育や福祉などの実践分野においては，研究の意義そのものが実践の改善にあるといえる。したがって，これらの分野においては，研究結果がこの規準を満たすか否かは特に重要であるといえる。

以上が，オキャセイン (O'Cathain, 2010) による評価規準の八つの領域である。MMR実践のそれぞれの段階において，一般的にどのようなことに注意を払うべきかについて要点をつかんでいただけたかと思う。ただし，研究者が立脚する哲学的前提によっては，意味のない評価規準があることも念頭に置いておく必要があるだろう。

質的研究と量的研究のハイブリッドであるMMRは，これまで量的研究において用いられてきた研究の質に関する各種用語 (例えば，妥当性validity) をそのまま使用することに抵抗を感じる者も少なくない。そのため，質的・量的研究のどちらの用語でもない，MMRならではの新しい用語が次々と生み出されてきている[10]。また，単一メソッドの研究にはみられない，質的・量的研究の統合という，MMRにおいて核となる部分の評価規準の新たな検討が加わることで，研究の質の評価に関する用語がさらに増える。MMRコミュニティは，このような新たな用語の誕生を歓迎する一方で，多様な用語によってもたらされる弊害にも直面している。研究の評価に関する議論は，これからも継続していくべき課題といえるだろう (抱井，2014；O'Cathain, 2010)。

---

[10] オンウェノブージーとジョンソン (Onwuegbuzie & Johnson, 2006) によって提案された，「validity」に代わる，より包括的な概念としての「legitimation」はその一例である。

研究報告書の執筆

研究報告書の執筆において，前述の評価規準と共通する問題がこれまで MMR コミュニティの中で指摘されてきた。例えば，サンデロウスキー (Sandelowski, 2003) は，異なる「解釈的コミュニティ」に属する量的研究と質的研究を研究論文や評価研究論文において混合することは，説得力のある報告書がどのようなものであるかの規準が二つの研究において異なるため，困難なことであることを指摘している[11]。

一方，グリーン (Greene, 2007) は，サンデロウスキーによるこの主張を認めつつも，ポスト実証主義および解釈主義・構成主義のそれぞれの知的伝統の規準にしたがって量的研究と質的研究が独立した形で実施され，研究結果を導出するまでの過程において異なる役割を果たすと考えるのであれば，この問題はさほど深刻ではないと主張している。さらにグリーンは，量的研究と質的研究の結果を別々の報告書にまとめることによっても，この問題を解決することができるとしている。また，それと同時に，質的・量的研究を同一の知的伝統の中で実施し，報告書を執筆することも問題ではないことを主張している。つまり，ポスト実証主義の中で質的・量的研究を実施することも可能であり，近年新たに浮上した質的研究主導型 MMR (Hesse-Biber, 2010 ; Hesse-Biber & Johnson, 2015) のように，ポスト実証主義から距離をとり，解釈主義的・構成主義的パラダイムにより近い立ち位置から質的・量的データの両方を用いた研究

---

[11] サンデロウスキー (Sandelowski, 2003) は，量的研究の報告書は三人称の受動態を使用することで中立性を強調した，科学のジャンルに属するものであるのに対し，質的研究の報告書は，量的研究のような標準的なフォーマットをもたず，執筆者の存在を一人称によって前景化させ，表現豊かな執筆スタイルをもつことを指摘している。そこでは，詩，演劇，ナラティブといった，人文科学の表現法が使用されることもある。質的研究者の代表格であるノーマン・デンジンとイボナ・リンカンが主催する Qualitative Inquiry 学会では，オーソドックスな手法によって執筆された質的研究論文と，このような人文科学的な表現方法を用いて執筆された論文 (experimental writing) を区別し，それぞれの分野で優れた論文を毎年表彰している。

を実施することも可能ということである。

　それでは，一般的な混合型研究論文は具体的にどのような構成にしたがって執筆されているのだろうか。**表1**は，クレスウェルとプラノ・クラーク (Creswell & Plano Clark, 2011, p.264) によって作成され，筆者によってその内容が一部改変された，学術雑誌に投稿する際の混合型研究論文の構成例を示す。これにより，混合型研究論文の典型例がどのような構成になっているか，具体的なイメージをつかんでいただけるだろう。

　質的・量的研究の双方を包含する混合型研究論文は，情報量の多さから長くなりがちである。そのため，学術雑誌の投稿規定が定める制限単語数／文字数を容易に上回ってしまうという問題がある。近年は *Journal of Mixed Methods Research* をはじめ，混合型研究論文用にこれらの制限に寛容な学術雑誌が増え，より多くの混合型研究例が閲覧可能となってきている。研究の最終段階として学術雑誌に投稿するために，論文を執筆する際はもとより，研究計画を練る初期の段階においても，手本となる優れた混合型研究の実施例を参照することは大変有益である。筆者自身がよく学生にアドバイスすることなのだが，できるだけ早く，よき「メンター」となるようなサンプル論文を見つけることをお勧めする。

　書き上げた論文をどの学術雑誌に投稿するかは，論文のテーマ・研究アプローチと学術雑誌との相性が関わってくるが，筆者の経験から，自身が研究を行なうにあたり実施した先行研究調査において，最も頻繁に引用した論文を掲載している学術雑誌に投稿すると，受理される可能性はより高くなるといえよう。これは，研究テーマやアプローチにおいて，双方が関心を共有していることが理由となっていると考えられる。

MMRの教育

　MMRを第三の研究アプローチとして普及させていくために，その教

表1　学術雑誌投稿用混合型研究論文の構成

論文タイトル
- MMRおよびそのデザインが推測できるようなタイトルにする

序論
- 問題の所在を明らかにする
- 研究で扱う問題に関する先行研究を紹介する(当該問題を取り上げる意義に焦点を当てる。また,すでに投稿先の学術雑誌に目星をつけている場合,当該誌に掲載された論文を中心に引用するとよい)
- 既存の研究の欠落点を指摘し,質的・量的データの両方を収集する必要性を示す
- 本研究の聴衆を明らかにする
- 研究目的を明らかにする(採用するデザインに適合した表現を使う)
- 研究設問(データ収集・分析のタイミングに従って,質的・量的研究設問を順に提示する)
  —質的研究設問/量的研究設問または仮説/混合型研究設問

その他
- 研究の枠組みとして,特定の研究パラダイムや理論(例えば,社会的公正パラダイムやフェミニズム理論など)を用いる際には,ここで言及する。

方法
- 全体的なアプローチとMMRの定義
- 採用するMMRのデザイン(定義と採用理由を,本研究が扱う分野において当該デザインを使用した既存の研究を引用して提示する)
- 研究手続きのダイアグラム(付録でもよい)を提示する
- データ収集に関する情報を提示する(デザインに従って,二つのデータを順に提示する)
- データ分析に関する情報を提示する(デザインに従って,二つのデータを順に提示する)
- 妥当性に関する情報を提示する

結果
- 収斂,介入デザイン(埋め込み),社会的公正デザインまたは多段階評価デザインにおいては,結果を結合する(時折,質的・量的研究を別々の報告書としてまとめ,考察で結果を結合している論文がある)
- 順次,介入デザイン(埋め込み),社会的公正デザインまたは多段階評価デザインにおいては,結果を接続する(結果を,使用される順序に従って提示する e.g., 質的結果に続き,量的結果を提示)

考察
- 結果を要約する(結合か接続か)
- 結果を説明する

結論
- 本研究によって明らかになったことを要約する
- 本研究の限界について述べる
- 今後の研究の展望について述べる
- 本研究のユニークな貢献について,再度述べる

引用文献

付録(表,図,測定尺度,研究実施要綱)

Creswell & Plano Clark (2011)の p.264を一部改変して筆者が作成。

育方法に関する議論は不可欠である。しかしながら、このテーマについては、MMRの文献の中で、これまであまり活発に議論されてきていない。

　MMRの教育の最大のハードルは、教える側も教えられる側も、質的・量的双方の研究方法にある程度精通している必要があることが挙げられよう。教える側の問題として、二つの研究アプローチについて知識と経験がある者を探すことは、どちらか一方においてそれらを有する者を探すよりも困難である。また、教えられる側についても、MMRを学ぶ段階で、すでに質的・量的研究方法の基礎知識をもっている必要があることから、MMRのクラスが存在しても、すぐに受講できるわけではない。そのため、一般的にMMRのクラスについては、学部で研究法の基礎を履修した学生が受講できるよう、大学院レベルで開講することが望ましいとされている (Creswell, Tashakkori, Jensen, & Shapley, 2003)。

　筆者は現在、学部と大学院で研究法のクラスを担当しているが、その両方でMMRを紹介している。特に、筆者が所属するのは国際コミュニケーションという学際的な分野であるため、そのトレーニングが学部・大学院において体系的な連続性をもつわけではない。したがって、大学院で初めて研究法に触れる学生を受け入れることも多々ある。一方、学部教育においては、二年次より研究法の全体像[12]やコンピュータを使ったデータ解析の方法を紹介し、三年次以降、本格的に質的・量的研究が学べるプログラムを展開している。さらに、自身が担当する四年次の演習の中では、学生が卒業論文プロジェクトを遂行する中で、MMRについてさらに詳しく紹介する機会も設けている。その意味で、MMRを開講するタイミングが大学院レベルであることが望ましいという

---

[12] 学部二年次に開講する研究法の全体像の授業の中では、同じ学科の同僚と共編著出版した教科書 (末田, 抱井, 田崎, 猿橋, 2011) を使い、量的研究法、質的研究法、MMRを広く浅く紹介している。教科書は、I部導入編、II部量的研究法、III部質的研究法、IV部応用編に分かれている。I部の導入編では、研究を実践する上で不可欠となる科学的研究の歴史的発展、研究を支える哲学的基盤、研究倫理などを紹介し、IV部では、質的・量的研究アプローチの応用編として、さまざまな研究アプローチを紹介し、その中の一つとしてMMR (「ミックス法」) を紹介している。

前述した一般論については，その限りではないといえる。結論として，それぞれのプログラムがもつカリキュラムの特徴によって，MMRをどのタイミングでどの程度深く紹介するかは，臨機応変に決定することができると考える。

具体的に，MMRのクラスを開講する場合に考え得るおおまかなトピックは，① パラダイム論争をはじめとする，研究法を取り巻く哲学的・歴史的背景，② MMRを用いる目的と研究設問の立て方，③ MMRの研究デザインおよびデータ収集・分析の方法と手順，④ 質的・量的研究結果の統合，⑤ 混合型研究報告書の執筆，⑥ 混合型研究の評価といったものが挙げられよう。これらのトピックを，MMRの方法論的論文や具体的な混合型研究報告論文を実際に読みながら批判的に検討し学んでいくことが，15週前後にわたる授業の中では可能であろう。

研究実践におけるチーム・アプローチの可能性

本書を締めくくる話題として最後に，研究実践におけるチーム・アプローチの可能性について取り上げておきたい。第1章でもすでに触れたが，混合型研究を実践する上では三つのアプローチが存在する。それらは，一人の研究者による「達人アプローチ」，質的・量的研究者の分業に基づく「協働的チーム・アプローチ」，そして質的または量的研究の一方に最低限の知識をもち，もう一方に専門的知識をもつメンバーによる「最小能力モデル・アプローチ」である (Tashakkori & Teddlie, 2010, pp.30-31)。

MMRは，時間的にも，知識，スキル，マンパワーをはじめとするリソース的にも，単一メソッドの研究に比べ概して負担が大きいアプローチであるといえる。日進月歩の速さで進む量的研究における統計手法の知識を常に更新し研究実践に活かす一方で，質的研究における哲学的議

論に深い見識をもち，さらに研究実践をとおして分析のあり方を批判的に検討するという役割を一人の人間が担えると考えるのは非現実的であろう。したがって，単独で混合型研究を実践するよりも，チームとして実践するほうが，より現実的なアプローチといえる。実際，MMR実践者の多くが，チーム・アプローチを採ることで研究に多様な視点を取り込むことのメリットに言及している(例えば, Plano Clark et al., 2013 ; Hesse-Biber, 2015)。

しかしその一方で，ポスト実証主義の哲学的基盤に立って研究を行なう量的研究者と，解釈主義・構成主義の哲学的基盤に立って研究を行なう質的研究者では，互いのもつ世界観の離齬が，研究の進め方や結果の解釈(特に質的・量的研究結果に離齬が生じた場合)に影響を与え，研究実践をめぐる政治的対立を生み出す恐れがある(Onwuegbuzie & Johnson, 2006)。保健医療の研究では，特にチームによる混合型研究が一般的であるが，方法論をめぐるこのような対立の実例の報告もある(例えば, Lunde, Heggen, & Strand, 2013)。

結論として，チームとして混合型研究を実施する上では，質的または量的研究の一方に最低限の知識をもち，もう一方に専門的知識をもつメンバーによる最小能力モデル・アプローチが最も有力であるといえよう。異なる研究アプローチのどちらに対してもある程度の理解をもっている人間は，二つの世界の言語と文化に精通した，異文化コミュニケーションにおけるいわば通訳者のような働きをすることができる。これにより，メンバー間のコミュニケーションを円滑かつ政治的中立性を保持しながら進めることが可能になるといえる。質的研究と量的研究の二つの世界をどのように矛盾なく結びつけることができるか，そして，そうすることによってどのように二つの世界のシナジーを達成することができるか，そのような混合型研究のあり方はどのようなもので，その教育方法はどうあるべきかといった，メタな研究を行なう人間が，MMRのフィールドには

必要であろう。そして、そのような人間が、最小能力モデル・アプローチでは、大いに重宝されるファシリテーター的存在になり得る。

チームとして実施する混合型研究としては、特に保健医療分野における大規模な研究が頭に浮かびやすい。しかしながら、保健医療系以外、特に人文社会科学系の分野においては、単独で研究を行なう者も少なくない。また、昨今は質的研究が人文社会科学系のみならず、医療・看護系の研究者の間でも高い関心を集めている。この現実を鑑みると、今後は、あくまでその軸足を質的研究に据え、少数事例に対し、範囲は狭いものの、濃密なテキストデータを対象に深い分析を解釈的および数量的アプローチにより実施する、質的研究主導型の混合型研究を、単独もしくは少人数のチームで実施したいと考える研究者も増えてくるかもしれない。

また、CAQDAS (Computer-Assisted Qualitative Data Analysis Software) の目覚ましい発達により、各種データ分析ソフトウェアを用いた混合型研究の実施も広く普及していくことが考えられる[13]。例えば、濃密な質的データを収集し、それらを解釈的に分析するとともに、数量的なデータ変換によって混合型研究へと拡張するような研究も増えていくことが考えられる。

コンピュータを専門とする筆者の共同研究者と筆者が提案する「**グラウンデッドなテキストマイニング・アプローチ (Grounded Text Mining Approach ; GTxA)**」(稲葉, 抱井, 2011 ; Inaba & Kakai, 2019) は、構成主義版グラウンデッド・セオリーの分析アプローチを軸に、CAQDASを利用することにより、解釈者としての研究者の感受性を最大限に活かしながらも、そこにデータと解釈の乖離がないことを数量的データによって示す、質的研究主導型MMRの試みの一例といえる。*Journal of Mixed Methods Research* の現共同編集長であるフェターズは、これを「人と人工知能によ

---

[13] MMRコミュニティでは、MMIRA現会長のパット・ベイズリーが、コンピュータソフトウェアを用いたMMRの代表的な伝道者といえる。彼女が2013年に出版した *Qualitative Data Analysis with NVivo* (Bazeley, 2013) の邦訳作業が、現在進んでいる。

るチーム・アプローチ」と評している(個人談話，2014年6月)。

まとめ

　本章では，MMRの今後の課題として，研究の質の評価，研究報告書の執筆，MMRの教育，そして研究実践におけるチーム・アプローチの可能性について取り上げた。また，最後にCAQDASを利用して実施する質的研究主導型MMRの可能性についても加えた。これらの課題に関する議論は現在進行形で進んでおり，今後さらなる展開が期待される。読者の皆さんも，注意深くフォローしていくことをお勧めする。いずれにしても，これらの課題については，研究者がどのような哲学的立ち位置から研究を実施するかによって見解が異なってくる可能性があるため，奥の深い議論になりそうである。

引用文献

Bazeley, P. (2013). *Qualitative Data Analysis with NVivo*. London: SAGE.
Creswell, J.W. (2015). *A Concise Introduction to Mixed Methods Research*. Thousand Oaks, CA: SAGE. ／抱井尚子訳(2017). 早わかり混合研究法. ナカニシヤ出版.
Creswell, J.W., Tashakkori, A., Jensen, K.D., & Shapley, K.L. (2003). Teaching mixed methods research: Practices, dilemmas, and challenges. In A. Tashakkori & C. Teddlie (Eds.), *The SAGE Handbook of Mixed Methods in Social and Behavioral Research*. Thousand Oaks, CA: SAGE, pp.619-637.
Creswell, J.W. & Plano Clark, V.L. (2011). *Designing and Conducting Mixed Methods Research* (2nd ed.). Thousand Oaks, CA: SAGE.
Greene, J.C. (2007). *Mixed Methods in Social Inquiry*. San Francisco, CA: Jossey-Bass.
Hesse-Biber, S.N. (2010). *Mixed Methods Research: Merging Theory with Practice*. NY: Guilford Press.
Hesse-Biber, S.N. (2015). Introduction: Navigating a turbulent research landscape: Working the boundaries, tensions, diversity, and contradictions of multimethod and mixed methods inquiry. In S. N. Hesse-Biber & R. B. Johnson (Eds.), *The Oxford Handbook of Multimethod and Mixed Methods Research Inquiry*. NY: Oxford University Press.
Hesse-Biber, S.N. & Johnson, R.B. (2015). *The Oxford Handbook of Multimethod and Mixed Methods Research Inquiry*. NY: Oxford University Press.
稲葉光行, 抱井尚子(2011). 質的データ分析におけるグラウンデッドなテキストマイニング・アプローチの提案―がん告知の可否をめぐるフォーカス・グループでの議論の分析から. 立命館大学政策科学, 18(3), 255-276.
Inaba, M., & Kakai, H. (2019). Grounded text mining approach: A synergy between grounded theory and text mining approaches. In A. Bryant & K. Charmaz (Eds.), *The Sage Handbook of Current Developments in Grounded Theory*. Thousand Oaks, CA: SAGE, pp.332-351.
抱井尚子(2014). Mixed Methods Research の新たなる幕開け. 看護研究, 47(3), 183-193.
Lunde, A., Heggen, K., & Strand, R. (2013). Knowledge and power: Exploring unproductive interplay between

quantitative and qualitative researchers. *Journal of Mixed Methods Research, 7*(2), 197-210.

O' Cathain, A.(2010). Assessing the quality of mixed methods research : Toward a comprehensive framework. In A. Tashakkori & C. Teddlie(Eds.), *The SAGE Handbook of Mixed Methods in Social and Behavioral Research*(2nd ed.). Thousand Oaks, CA : SAGE, pp.531-555.

Onwuegbuzie, A.J. & Johnson, R.B.(2006). The validity issue in mixed research. *Research in the Schools, 13*(1), 48-63.

Paterson, B.L., Thorne, S.E., Canam, C., & Jillings, C.(2001). *Meta-study of Qualitative Health Research : A Practical Guide to Meta-analysis and Meta-synthesis.* London : SAGE.

Plano Clark, V. L., Schumacher, K., West, C., Edrington, J., Dunn, L.B., Harzstark, A., Melisko, M., Rabow, M.W., Swift, P.S., & Miaskowski, C.(2013). Practices for embedding an interpretive qualitative approach within a randomized clinical trial. *Journal of Mixed Methods Research, 7*(3), 219-242.

Pluye, P., Gagnon, M., Griffiths, F. & Johnson-Lafleur, J.(2009). A scoring system for appraising mixed methods research, and concomitantly appraising qualitative, quantitative and mixed methods primary studies in Mixed Studies Reviews. *International Journal of Nursing Studies, 46*(4), 529-546.

Sandelowski, M.(2003). Tables or tableaux? : The challenges of writing and reading mixed methods studies. In A. Tashakkori & C. Teddlie(Eds.), *The SAGE Handbook of Mixed Methods in Social and Behavioral Research.* Thousand Oaks, CA : SAGE, pp.321-350.

末田清子, 抱井尚子, 田崎勝也, 猿橋順子編著(2011). コミュニケーション研究法. ナカニシヤ出版.

Tashakkori, A. & Teddlie, C.(2003). The past and future of mixed methods research : From data triangulation to mixed model designs. In A. Tashakkori & C. Teddlie(Eds.), *The SAGE Handbook of Mixed Methods in Social and Behavioral Research.* Thousand Oaks, CA : SAGE, pp.671 -702.

Tashakkori, A. & Teddlie, C.(2010). *The SAGE Handbook of Mixed Methods in Social and Behavioral Research* (2nd ed.). Thousand Oaks, CA : SAGE.

Teddlie, C. & Tashakkori, A.(2009). *Foundations of Mixed Methods Research : Integrating Quantitative and Qualitative Approaches in the Social and Behavioral Sciences.* Thousand Oaks, CA : SAGE.

おわりに

　混合研究法（MMR）関連の文献は年々急速に増え続けている。日々，新しい概念や言説が生み出され，議論が活発化するMMRの分野は，人間に例えるならば新陳代謝が活発な，若さあふれる青年期にあるといえるだろう。本書出版のつい数か月前にも，今度は質的研究者が著者の60％ほどを占める，質的研究主導型MMRを中心に扱った700ページにも及ぶハンドブック（*The Oxford Handbook of Multimethod and Mixed Methods Research Inquiry*）がヘッセ・バイバーとジョンソンによって世に送り出されている（Hesse-Biber & Johnson, 2015, Oxford University Press）。このハンドブックの登場により，MMRの議論はますます深化・拡張され，興味深いものになっていくことは間違いない。

　このような分野の急速な流れの中で，MMRの関連文献において議論されていることのすべてを紹介することは毛頭不可能である。しかしながら，重要な情報は本文に，さらに詳細な情報は註釈として，本書の中で可能な限りMMRのポイントを網羅したつもりである。本書を参照していただくことで，MMRにおける基本概念，用語，課題に触れる機会を読者の皆さんに提供できたのであれば幸甚である。

　現象に複眼的かつ流動的に迫ることを可能にするMMRが，21世紀における研究アプローチの標準となることは不可避かもしれない。その背景には，急速なグローバル化や，情報伝達技術・医療技術をはじめとする，人間の生活に大きな影響を与える各種テクノロジーの目覚ましい発展といった現象がある。私たちを取り巻く世界が常にダイナミックに変化する中，私たち自身も常に変化することを迫られる。結果として多様な価値観が形成され，ひいては多様な社会的営為が新たに生み出されていく。この多様化の急速な流れの中では，線形モデルで解明できる

社会現象は例外的なものとなり，ほとんどの社会現象は重層的・多面的な性質を帯びた複雑なものになるだろう。例えば，効果的な保健医療政策の策定と実施は，マクロレベルの統計データのみを参考にしていては達成され得ないだろう。ステークホルダー一人ひとりの経験の解明が，真に意味のある政策の実現につながると考えることが合理的である。一方，医療現場における医療従事者と患者のコミュニケーションは一見ミクロレベルの現象のようにみえるが，両者を取り巻くマクロレベルの社会的言説や価値観の影響を捨象しては，コミュニケーションにおいて構築される真の意味は解明できないだろう。以上のことから，マクロとミクロの視点から現象の観察を支援するMMRを研究実践において選択することは，社会現象の探究において必然的なものとなり得る。

　最後に，どのような人物がMMRには適しているのかに関する私見を述べ，本書を締めくくろうと思う。MMRの実践の中では，ポスト実証主義を下敷きとする量的研究の論理の世界と，解釈主義・構成主義の質的研究の論理の世界の間を往来することが求められる。ここでは，調査者のエティック(etic)な視点と調査参加者のイーミック(emic)な視点の両方向から現象に迫ることとなる。これはちょうど，特定の現象にみられる文化を越えた普遍性(etic)と文化のもつ特殊性(emic)の両方を明らかにしようと試みる文化比較の研究プロセスに共通するものがあると思われる。また，異文化の間を往来する経験とも類似するところがあると筆者は感じている。また，質的研究と量的研究という二つの文化を往来する際，特に初学者は，両者を支える哲学的前提のもつ差異に戸惑い，混乱し，切り替えが上手にできないといったことを経験する。この障壁を乗り越えるためには，二つの文化の間を往来するための異文化適応能力と，バイリンガル・バイカルチュラルであるための知識とスキルが求められる。また，MMRをチーム・アプローチで行なう際には，文化の差異を越えて円滑な相互理解・相互協力を実現するための異文化コミュ

ニケーション能力が最大限に求められる。そして，これらの能力を支える最も重要なものが，研究者のもつ「開かれた心」(openmindedness)である。

　読者の皆さんが，もし，これらのスキル，知識，能力，そして心をもつのであれば，MMRは皆さんの研究の力強いパートナーとなることを確信するものである。

索引

あ
アッバス・タシャコリ(Abbas Tashakkori) ···· **8, 31**
アーネスト・ハウス(Earnest R. House) ········· **50**
アラン・ブライマン(Alan Bryman) ················ **42**
アリシア・オキャセイン(Alicia O'Cathain) ·· **117**
アンセルム・ストラウス(Anselm L. Strauss)
　··· **20, 44**
アンソニー・オンウェノブージー
　(Anthony J. Onwuegbuzie) ······················ **103**

い
一般化可能性(generalizability) ···················· **41**
イニシエーション(initiation) ······················· **56**
イボナ・リンカン(Yvonna Lincoln) ········· **7, 46**
因果関係 ·· **43**
インタビュー調査 ·· **41**

う
埋め込み ·· **77**

え
エゴン・グーバ(Egon Guba) ····················· **7, 46**

か
解釈主義的MMR
　(mixed methods interpretivism) ··············· **9**
解釈的・記述的アプローチ
　(interpretive／descriptive approach) ······ **39**
介入デザイン(intervention design) ········ **67, 97**
科学に基づく研究
　(scientifically based research；SBR) ······· **48**
拡張(expansion) ·· **56**
確率的サンプリング(probability sampling) ···· **60**
仮説演繹型研究(hypothesis-testing study) ···· **57**

仮説演繹法 ··· **43**
仮説検証 ·· **41**
仮説構築(生成)型研究
　(hypothesis-generating study) ················ **57**
仮説生成 ·· **41**
観察 ·· **41**

き
記述データ ··· **41**
キャシー・シャーマズ(Kathy Charmaz) ········ **20**
協働的チーム・アプローチ
　(collaborative team approach) ·········· **13, 126**

く
グラウンデッド・セオリー(grounded theory)
　··· **44**
グラウンデッドなテキストマイニング・アプローチ(Grounded Text Mining Approach；GTxA)
　··· **128**
クラスターサンプリング(cluster sampling) ····· **60**

け
形成的評価(formative evaluation) ················ **69**
結果追跡型ジョイントディスプレイ
　(follow-up results joint display) ············· **72**
ケネス・ハウ(Kenneth Howe) ······················ **9**
研究設問(research question) ············ **39, 41, 55**
研究目的(research purpose) ························ **56**
検出力分析(power analysis) ························ **61**

こ
構成(構築)主義
　(constructivism, constructionism) ······ **6, 45**
合目的的サンプリング(purposive sampling)

.... **41**, **61**

国際混合研究法学会（Mixed Methods
　 International Research Association；MMIRA）
　 .... **1**

個性記述的（idiographic）..................... **62**

混合研究法
　（Mixed Methods Research；MMR）............ **1**

さ

最小能力モデル・アプローチ
　（minimum competency approach）......... **13**, **126**

参加型アクションリサーチ
　（Participatory Action Research；PAR）......... **96**

サンプリング.. **60**

し

ジェニファー・グリーン（Jennifer C. Greene）
　 .... **4**, **28**

実験 **41**

実験主義的MMR
　（mixed methods experimentalism）.................. **9**

実証主義的アプローチ（positivistic approach）
　 .... **39**

質の研究（qualitative research）............ **40**

質の研究主導型MMR（qualitatively-driven
　 mixed methods research）.................... **10**, **16**

質の研究の信用性..................................... **13**

質的データの定量化（quantitization）....... **19**

質問紙調査.. **41**

シャーリーン・ヘッセ・バイバー
　（Sharlene N. Hesse-Biber）..................... **10**, **32**

社会的公正デザイン（social justice design）
　 .... **67**, **96**

尺度開発型ジョイントディスプレイ（building
　 into a quantitative instrument or measure display）
　 .... **72**

ジャニス・モース（Janice M. Morse）..... **11**, **30**

収斂デザイン（convergent design）....... **67**, **76**, **79**

順次デザイン.. **77**, **80**

ジョイントディスプレイ（joint display）....... **16**, **72**

ジョセフ・マクスウェル（Joseph A. Maxwell）
　 .... **65**

ジョン・クレスウェル（John W. Creswell）.... **4**, **25**

真実性（authenticity）.................................. **41**

信用性（trustworthiness）............................ **41**

信頼性（reliability）.................................... **41**

す

推論の質（inference quality）..................... **117**

数量的データ.. **41**

せ

説明的順次デザイン
　（explanatory sequential design）................ **67**, **80**

全数調査（census）.. **60**

そ

層化抽出法（stratified sampling）............. **60**

総括的評価（summative evaluation）......... **69**

相関研究... **43**

存在論（ontology）... **3**

た

ダイアン・ルーミス（Diane Loomis）......... **65**

対照比較型ジョイントディスプレイ
　（side-by-side joint display）.................. **72**, **86**

多段階評価デザイン
　（multistage evaluation design）........... **67**, **97**

達人アプローチ（connoisseur approach）
　 .... **13**, **126**

妥当性（validity）... **41**

多特性・多方法マトリックス
　（multitrait-multimethod matrix）............ **6**, **44**

探索的順次デザイン
　（exploratory sequential design）........ **67**, **80**, **96**

単純無作為抽出法（simple random sampling）
　 .... **60**

ち

知識の本質は何か（存在論，ontology）........ **39**

チャールズ・テドリー(Charles Teddlie)……**8, 31**

て
データの埋め込み(embedding of the data)……**72**
データの結合(merging of the data)……**72**
データの説明(explanation of the data)……**72**
データの積み上げ(building of the data)……**72**
テーマ別統計量型ジョイントディスプレイ
　(theme-by-statistics joint display)……**72**
デザインの類型化……**77**
哲学的前提(philosophical assumptions)……**38**
手続きダイアグラム(diagrams of procedures)
　……**69**
デビッド・モーガン(David L. Morgan)……**4, 32**
転用可能性(transferability)……**41**

と
統合(integration)……**16, 71**
動的アプローチ……**65**
トーマス・クーン(Thomas Kuhn)……**37**
ドナ・マートンズ(Donna M. Mertens)……**11, 34**
ドナルド・キャンベル(Donald T. Campbell)
　……**5, 44**
ドナルド・フィスク(Donald W. Fiske)……**6, 44**
どのような知識を知り得るのか
　(認識論, epistemology)……**39**
どのように知識は生産され得るのか
　(方法論, methodology)……**39**
トライアンギュレーション(triangulation)……**6, 56**

に
日本混合研究法学会(Japan Society for Mixed
　Methods Research；JSMMR)……**2**
認識論(epistemology)……**3**

の
ノーマン・デンジン(Norman Denzin)……**6**

は
バーク・ジョンソン(R. Burke Johnson)……**11, 29**

バーニー・グレイザー(Barney G. Glaser)
　……**20, 44**
発展(development)……**56**
パット・ベイズリー(Pat Bazeley)……**24**
パラダイム(paradigm)……**3, 39**
パラダイム論争……**3, 45**
ハワイ大学附属がん研究センター
　(Cancer Research Center of Hawai'i)……**3**
反証主義……**43**

ひ
非確率的サンプリング
　(non-probability sampling)……**60**
標本(sample)……**60**
標本誤差(sampling error)……**61**
標本抽出(sampling)……**60**
標本調査(sample survey)……**60**

ふ
プラグマティスト(pragmatist)……**7**
プラグマティズム(pragmatism)……**47**
プラノ・クラーク(Vicki L. Plano Clark)……**10, 26**

へ
米国国立衛生研究所
　(National Institutes of Health；NIH)……**3**
米国国立がん研究所
　(National Cancer Institute；NCI)……**3**
平和主義者(pacifists)……**7**
変革のパラダイム(transformative paradigm)
　……**34**
変換型混合デザイン
　(conversion mixed designs)……**19**
ベンジャミン・クラブトリー
　(Benjamin F. Crabtree)……**25**
弁証法的スタンス(dialectic stance)……**28**

ほ
法則定立的(nomothetic)……**62**
方法(method)……**40**

方法論(methodology) ……………………… **3, 39**
方法論的原理主義
　(methodological fundamentalism) ……… **17, 50**
補完(complementarity) ……………………… **56**
補完代替医療(complementary and alternative
　medicine；CAM) ………………………………… **3**
母集団(population) ……………………………… **60**
ポスト実証主義(post-positivism) …………… **6, 44**
没入・結晶化法(immersion and crystallization
　approach) ……………………………………… **25, 92**

ま

マイク・フェターズ(Mike D. Fetters)
　……………………………………………………… **27**
マーガレット・サンデロウスキー
　(Margarete Sandelowski) ……………… **19, 122**
マルチメソッド(multimethod) ………………… **6**

み

ミシェル・フーコー(Michel Foucault) ……… **37**
ミックスト・メソッズ・ストーリー …………… **5**

む

無作為化比較試験
　(randomized controlled trial；RCT) ……… **48**
無作為抽出法 ……………………………………… **41**

め

メタ推論(meta-inference) ……………………… **71**

ゆ

雪だるま式サンプリング(snowball sampling)
　……………………………………………………… **61**

よ

用語の未収斂問題 ……………………………… **12**

り

量的研究(quantitative research) ……………… **40**
量的研究の妥当性 ……………………………… **13**

「量的−質的」論争 ……………………………… **6**
量的データの定性化(qualitization) ………… **19**
両立可能性論(compatibility thesis) ………… **47**
両立不可能性論(incompatibility thesis)
　…………………………………………………… **7, 46**
理論的サンプリング(theoretical sampling) … **61**
リンダ・ニーハウス(Linda Niehaus) ………… **30**

る

類型別アプローチ ……………………………… **65**

A

*A Concise Introduction to Mixed Methods
　Research* ……………………………………… **27**

C

CAQDAS (Computer-Assisted Qualitative Data
　Analysis Software) ……………………… **17, 128**

D

*Designing and Conducting Mixed Methods
　Research* ……………………………………… **26**

E

experimental writing …………………………… **122**

F

*Foundations of Mixed Methods Research：
　Integrating Quantitative and Qualitative
　Approaches in the Social and Behavioral
　Sciences* ……………………………………… **31**

I

*Integrating Qualitative & Quantitative
　Methods：A Pragmatic Approach* ……… **32**

J

Journal of Mixed Methods Research ………… **2**

M

Mixed Method Design : Principles and Procedures ······ 30
Mixed Methods Research : Merging Theory with Practice ······ 33
MMRデザインの基本型 ······ 77
MMRデザインの応用型 ······ 97

Q

Qualitative Health Research ······ 50
Qualitative Inquiry学会 ······ 122

R

Research and Evaluation in Education and Psychology : Integrating Diversity with Quantitative, Qualitative, and Mixed Methods ······ 34
Research Design : Qualitative, Quantitative, and Mixed Methods Approaches ······ 26

T

The Oxford Handbook of Multimethod and Mixed Methods Research Inquiry ······ 10
The SAGE Handbook of Mixed Methods in Social & Behavioral Research ······ 8, 31
The Structure of Scientific Revolutions ······ 39

抱井尚子(かかいひさこ)(PhD)

青山学院大学国際政治経済学部国際コミュニケーション学科教授。ハワイ大学大学院博士課程(教育心理学)修了。健康科学領域におけるコミュニケーションに文化が与える影響や,意思決定において批判的思考が果たす役割について関心をもつ。

米国ホノルル市にあるハワイ大学附属がん研究センターの研究員として,質的,量的,および混合研究アプローチを用いた大規模調査の経験を得る。がん患者の補完代替医療の使用,高齢がん患者に対するがん告知の日米比較,統合がん医療,批判的思考態度の形成における文化の影響など,健康科学・教育関連においてさまざまな研究を行ない,数々の論文や章を英語および日本語の学術雑誌や書籍にて発表。量的研究,質的研究,混合研究法の3つのアプローチを網羅した『コミュニケーション研究法』(ナカニシヤ出版, 2011)の共編著,キャシー・シャーマズによる *Constructing Grounded Theory* (SAGE) の翻訳(『グラウンデッド・セオリーの構築』,ナカニシヤ出版, 2008),ジョン・クレスウェルによる *A Concise Introduction to Mixed Methods Research* (SAGE)の翻訳(『早わかり混合研究法』,ナカニシヤ出版, 2017)など。混合研究法の学術雑誌 *Journal of Mixed Methods Research* 常任査読委員,日本混合研究法学会初代理事長。